AF384419

Le Rôle des facteurs sociaux
dans l'étiologie de la Tuberculose ;
Les moyens de défense sociale
contre la Tuberculose

Conférence, par le Professeur L. LANDOUZY Président de la Délégation française, faite au Château Saint-Ange, l'après-midi du Dimanche 14 Avril 1912, jour de l'ouverture solennelle du Congrès international de Rome contre la Tuberculose.

Extrait de la " Revue de la Tuberculose "
T. IX. Nᵒˢ 3 et 4. Juin-Aout 1912.

PARIS
MASSON ET Cⁱᵉ, ÉDITEURS

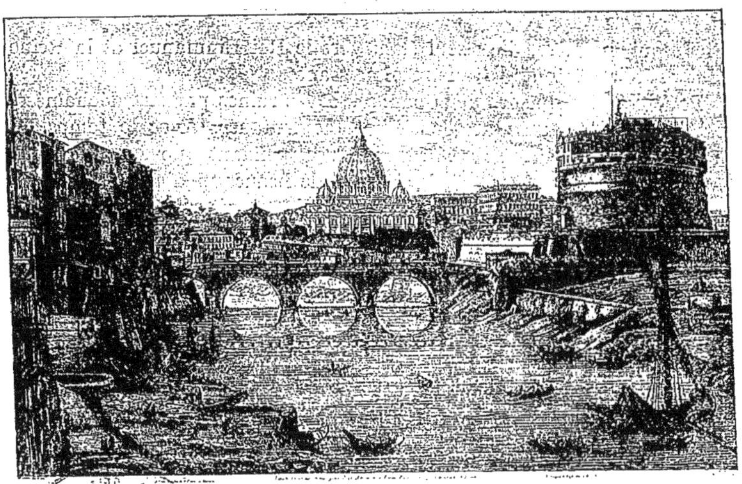

Monsieur le Président,
Mesdames,
Messieurs,

Les sollicitations bienveillantes du Comité organisateur du Congrès de Rome, auxquelles s'associait la confiante amitié de son illustre président, le professeur Guido Baccelli, m'ont fait accepter la lourde tâche d'exposer ici l'état d'une question dont l'étendue et la complexité n'ont d'égal que l'intérêt.

Pareille étude d'un phtisiologue venu du pays des H. Laënnec, des A. Villemin, des Théophile Roussel, des Georges Picot, des Emile Levasseur, des Emile Cheysson, pourrait être considérée comme l'exposé des motifs de cette union nécessaire de la Médecine et des Sciences Sociales, à laquelle, hier, à cette place, faisait allusion la conférence, si riche d'idées et de chiffres, de notre honorable collègue le professeur Kauffmann, Président de l'Office impérial allemand des Œuvres d'Assurance.

Ce m'est un grand réconfort de parler en ce Congrès, ouvert sous le haut patronage de Leurs Majestés le Roi et la Reine d'Italie, dont l'esprit et le cœur sont grand ouverts sur les misères qu'enfante la tuberculose.

Certes, en ce jour, personne ne s'étonnera d'entendre dire que, parmi les calamités publiques, la tuberculose, en tous pays, tient le premier rang. L'implacable continuité du mal fait la tuberculose autrement meurtrière que les fléaux historiques : la peste, le choléra, les inondations, les tremblements de terre, même celui des Calabres et de

*

Sicile qui, naguère, d'un seul élan, vers le Roi Emmanuel et la Reine Hélène, portait toute l'Italie reconnaissante.

Pour grandes que soient la panique et les ruines par eux déchaînées, pareils désastres sont accidentels et momentanés. Avec le temps, la trace en disparaît, le souvenir s'en efface, pendant que dure toujours la tuberculose; pendant que la débilité de beaucoup d'enfants, nés de parents tuberculeux, fait déchoir la race désormais offerte sans grande résistance à la contagion.

Les pires fléaux, même réunis, sont peu de chose, si on les compare à la tuberculose qui, chaque année, cause dans la Péninsule, 80 000 décès ; en France, 100 000 décès ! Ne fauche-t-elle pas sur le globe annuellement, plus de 2 000 000 de vies humaines ? A Paris, ces années dernières, ne tuait-elle pas plus de 12 000 adultes, plus de 2 000 enfants ?

Sans trêve, sans relâche, partout se développe la tuberculose. Cette immensité du mal était, dès le siècle dernier, dénoncée par les médecins· Il leur semblait que, dans son expansion, la phtisie était activée par certaines transformations économiques, dues à l'invention des chemins de fer, au développement brusque et inouï de toutes les industries. Combien, parmi celles-ci, allaient faire plus immédiats, multipliés et nocifs les contacts des hommes ? Combien allaient changer les manières de vivre des gens de ville et de campagne ? N'y a-t-il pas longues années déjà qu'un de nos plus éminents hommes d'État, M. de Freycinet écrivait : « La plupart des industries, on pourrait dire toutes, sont insalubres ! »

Dans de telles conditions, la phtisie, apparement, se serait développée davantage encore, si — en 1865 — démontrant la tuberculose *contagieuse*, la Médecine Clinique et Expérimentale n'avait, scientifiquement, ouvert la voie à la Prophylaxie.

En même temps qu'elles armaient l'Hygiène, les Sciences Médicales en appelaient de la fatalité du mal tuberculeux. Sous sa menace, durant combien de siècles, nos pères n'avaient-ils pas courbé la tête ?

Voyant, chaque, jour la phtisie se communiquer « parmi les gens de même sang », et interprètant faussement la continuité de la maladie à travers plusieurs générations d'une même lignée, nos pères concluaient que le mal tuberculeux passait des parents à l'enfant, comme font la goutte et l'épilepsie.

Se trompant dans les conclusions tirées de faits exacts, méconnaissant la contagion interhumaine, nos devanciers ne soupçonnaient pas l'épidémicité domestique. Ils ne comprenaient pas que c'était toute une série d'éléments tuberculisants (promiscuité familiale, logement, vêtements, mobilier, habitudes, profession, etc.), transmis de père en fils, qui faisaient la pérennité de la phtisie. Pas davantage, ils ne voyaient que c'était de tout cela, comme du *terrain* tuberculisable — c'est-à-dire de la constitution et du tempérament ancestral — qu'héritaient les enfants, et non du mal tuberculeux lui-même.

Nos pères n'imaginaient point que la phtisie pût venir d'un poitrinaire, comme la variole naît d'un varioleux ; comme la morve naît d'un cheval ou d'un homme morveux ; comme l'avarie vient d'un avarié.

Aussi, quelle révolution dans la doctrine et la pratique médicales; quelle orientation nouvelle dans l'Hygiène ; quelle espérance dans le cœur des mères, apportaient les expériences de Jean-Antoine Villemin, professeur de Clinique à l'École de Médecine Militaire du Val-de-Grâce, un des plus grands noms de la Médecine française, au siècle de Pasteur !

Par lui, le *déterminisme* de la tuberculose, la contagion, était révélé. Inoculant à des animaux la tuberculose de la vache, comme les crachats de phtisiques, le professeur du Val-de-Grâce prouvait la virulence et la transmissibilité de la tuberculose. C'est lui qui, pour donner idée de ce que pouvait être la contagion familiale, enseignait que « le soldat phtisique est à son voisin de chambrée, ce que le cheval morveux est à son compagnon d'écurie ».

Dix-neuf ans plus tard, Robert Koch découvrait, sous la forme d'un bacille, l'agent-contage de la phtisie, dont la pullulation dans notre organisme donne naissance aux tubercules.

Mêlés aux poussières que nous respirons, tombés sur les denrées que nous mangeons, mélangés au lait, non bouilli, ce sont les bacilles de Koch qui essaiment la bacillose. Celle-ci n'attendra que l'occasion favorable pour germer sur des terrains propices.

Donc, par Villemin était, en 1865, faite la démonstration expérimentale de choses pressenties dès le xvie siècle : en Italie par Fracastor; en France par du Laurens, médecin de Henri IV, quand il affirmait que les écrouelles *suppurantes* étaient susceptibles de contaminer les sujets sains.

Pour le dire en passant, l'idée du médecin de Henri IV amenait Reims (la ville du Sacre où les rois de France touchaient les écrouelles), à ouvrir, en 1683, le premier hôpital d'*isolement* pour gens atteints du mal d'écrouelles « qui se communique ».

Au xviie siècle, pareilles croyances à la contagion existaient, plus vivaces encore ailleurs que dans l'Ile-de-France et en Champagne. Elles régnaient dans les contrées méridionales d'Europe, dans notre Provence, surtout dans les Espagnes, dans les Romagnes et le Royaume Napolitain.

C'est par les rues et les carrefours de Naples que, en 1781, Philippe IV, roi de Naples, de Jérusalem et des Siciles, fait proclamer contagieuse la phtisie ; fait enjoindre aux médecins et gardes-malades « de déclarer les phtisiques, afin que les objets leur ayant servi fussent brûlés, les maisons désinfectées, sous menace, pour les délinquants, de galères, de prison, de 100 ducats d'amende, ou d'exil du royaume ».

Si, avec quelque complaisance, je parle de la création, en Champagne, par lettres patentes de Colbert, d'un *hôpital d'isolement*, comme des Instructions de Naples au public *Sul contagio della tisichezza*, c'est pour rappeler quels précurseurs dans la lutte antituberculeuse, de par leurs édits, se révélaient Louis XIV et Philippe IV.

On comprend que les réglementations de celui-ci aient créé, en pays méditerranéens, certaines coutumes dont se plaindront les gens du Nord de l'Europe, même gens éclairés : tel Chateaubriand séjournant, comme secrétaire d'ambassade, au commencement du siècle dernier, à Rome, avec Mme de Beaumont poitrinaire.

C'est au lendemain de la mort de celle-ci, que Chateaubriand écrit à Fontanes, ministre : « J'ai tiré sur vous une lettre de change. Je suis dans un grand embarras. J'espérais retirer deux mille écus de mes voitures ; mais, comme par une loi du temps des Goths, l'éthisie est à Rome, déclarée contagieuse ; que Mme de Beaumont est montée deux ou trois fois dans mes équipages, personne ne veut les acheter. »

Après Chateaubriand, c'est l'*Amante de Venise*, séjournant aux Baléares avec Chopin « s'en allant de la poitrine », qui se plaint des « croyances à la contagion du mal des phtisiques ». George Sand ne cesse de récriminer à son retour de Majorque, « pays magnifique, mais inhospitalier par excellence ». Elle écrit de Marseille, à la date du 8 mars 1839 :

« Me voici de retour en France, après le plus malheureux essai de voyage qui se puisse imaginer... Au bout d'un mois, le pauvre Chopin tomba plus malade, et nous fîmes appeler des médecins qui, dans l'île, allèrent répandre la nouvelle que le malade était poitrinaire. Sur ce, grande épouvante ! La phtisie, rare dans ces climats, passe pour contagieuse... ; le propriétaire de la petite maison que nous avions louée nous mit brusquement à la porte et voulut nous intenter un procès pour nous forcer à recrépir sa maison infectée par la contagion... Nous nous installâmes dans la Chartreuse de Valdemosa...; nous ne pûmes nous procurer de domestiques, personne ne voulant servir un poitrinaire. Nous résolûmes de partir, quoique Chopin n'eût pas la force de se traîner ! Nous demandâmes un dernier service ! Une voiture pour le transporter à Palma, où nous voulions embarquer. Ce service nous fut refusé, quoique nos amis eussent tous équipage et fortune à l'avenant. Il nous fallut faire trois lieues en *birlocho*, c'est-à-dire en brouette. En arrivant à Palma, Chopin eut un crachement de sang épouvantable ; nous nous embarquâmes le lendemain pour Barcelone. Du moment que nous quittions l'auberge à Barcelone, l'hôte voulait nous faire payer le lit où Chopin avait couché, sous prétexte qu'il était infecté, et que la Police lui ordonnait de le brûler !... »

Si la pénurie d'argent de Chateaubriand ; si les peines de cœur de George Sand nous trouvent compatissants, elles nous font pourtant regretter que les pratiques empiriques des régions méditerranéennes n'aient pas, du Midi, gagné le Centre et le Nord de l'Europe, où la pandémie tuberculeuse ne serait pas devenue ce que nous la savons. Vraisemblablement, on n'aurait pas attendu jusqu'aux découvertes contemporaines pour organiser la défense antituberculeuse.

Quel fait énorme, à répercussions infinies, que la contagiosité de la tuberculose démontrée par Villemin !

Démontrer la phtisie contagieuse, c'était la proclamer évitable ; évitable au même titre — sinon de même manière — que toute maladie virulente dont nous saurions éviter les germes, soit en les éteignant autour de nous, soit en nous vaccinant contre leurs atteintes.

Scientifiquement évitable, la tuberculose n'allait-elle pas l'être pratiquement le jour où, toutes ses causes connues, nous réussirions à nous protéger contre l'infection bacillaire : *primo*, par la salubrité des milieux dans lesquels il nous faudrait vivre ; *secundo*, par les ressources défensives dont l'hominiculture aurait doté nos constitutions et nos tempéraments.

Voilà comment cette double préoccupation devint le commencement et la fin de toute organisation prophylactique pour laquelle se fondaient en France les premiers Congrès contre les tuberculoses humaine et animale (1). Dès leur création, les Congrès parisiens, comme ensuite les grands Congrès internationaux de Paris, de Washington et de Rome, se souciant de bien d'autres problèmes que des problèmes cliniques, mettaient à leur ordre du jour l'étude de maintes questions sociales ayant, avec la pérennité de la tuberculose, des rapports médiats.

D'aucuns, parmi nous, cherchaient l'explication de ce fait, d'apparence paradoxale et décourageante, que, par les progrès de l'Hygiène au XIXe siècle, les endémies de diphtérie, de fièvre typhoïde, de paludisme, de fièvre jaune, de choléra, d'ankylostomiase, etc. diminuant, la tuberculose, dans le Vieux comme dans le Nouveau Monde, continuait à présenter le chiffre le plus élevé de malades, d'invalides et de morts.

L'expansibilité de la tuberculose apparaissait, — de par l'unanimité d'enquêtes que nous menions en tous pays civilisés, — résulter du développement inouï de la sociabilité moderne, les hommes vivant aujourd'hui en ordre autant rassemblé, qu'autrefois dispersé. En effet, jamais l'homme n'a, autant qu'aux heures présentes, vécu en collectivité, petite, telle la famille, ou grande, l'atelier et l'usine ; collectivités si condensées, que la contagion survenant, la tuberculose trouve de quoi s'y développer merveilleusement.

C'est que jamais nous ne nous sommes autant disputé l'espace, l'air et la lumière ; jamais nous ne nous sommes autant refusé le *pabulum vitæ*. Jamais l'homme, de tout âge et de toute condition, n'a vécu en pareille promiscuité ; jamais enfin, ne fut plus vrai l'adage de Plaute : *Homo, homini lupus*.

Dès l'exploitation des chemins de fer, dès l'expansion du machinisme industriel, dès l'exode rural vers les villes tentaculaires, la sociabilité se mit à marcher à si grande allure que l'Hygiène, vite distancée, ne put suivre. La manière dont, en Europe et aux États-Unis d'Amérique,

(1) Congrès pour l'Etude de la Tuberculose, à Paris : 1888, Président, professeur Chauveau ; 1891, professeur Villemin ; 1893, professeur Verneuil ; 1898, professeur Nocard ; 1905, docteur Hérard.

méconnaissant les droits de la Nature, l'homme conduisait sa vie ne favorisait-elle pas l'exaltation et la diffusion des germes tuberculeux ?

Par surcroît, pendant qu'en milieux pernicieux nos tempéraments (c'est-à-dire le terrain humain) à la longue mollissaient, la résistance des individus, vis-à-vis de la contamination tuberculeuse, allait s'affaiblissant.

Dès lors, si la sociabilité intervenait comme facteur de pérennité de la phtisie, on pressentait combien l'Économie domestique et politique aurait occasions d'intervenir dans la défense antituberculeuse. Voilà pourquoi, dès nos premiers Congrès, nous prîmes conscience que la lutte à engager ne pouvait rester aux seules mains des médecins.

Notre rôle, à nous qui savions aussi bien le *déterminisme*, que les *causes occasionnelles* du mal, n'était-il pas d'informer le public qui ignorait ? Ne fallait-il pas, qu'appelant à siéger dans nos Assises antituberculeuses les hygiénistes, les architectes, les économistes, les sociologues, les éducateurs, les philanthropes, les mutualistes, les actuaires, les législateurs, les édiles, nous fissions d'eux autant d'initiés, ayant de l'étiologie de la tuberculose une juste compréhension d'où se déduiraient les règles prophylactiques ?

Pareille manière de voir est chose contemporaine.

En effet, il y a seulement quelques lustres, la phtisie n'intéressait que les praticiens. Individus et familles souffraient et mouraient presque sans se plaindre, comme s'il s'était agi d'un mal inéluctable ! La tuberculose restait *question médicale* au même titre que la goutte, le rhumatisme, les fièvres éruptives, etc. Pour que la tuberculose devînt ce qu'elle est à présent, *question sociale*, il fallait, notamment en France, que la Médecine, dont le rôle, aujourd'hui, tend à se faire aussi communautaire, qu'il était particulariste autrefois ; il fallait, dis-je, que Médecine Clinique et Médecine Expérimentale démontrassent que, si le *déterminisme* de la tuberculose est la *contagion*, celle-ci agit à la faveur de coefficients favorisants qui décuplent ses forces.

La *contagiosité*, en matière de tuberculose, — plus que pour aucune autre maladie infectieuse, — n'est-elle pas servie par une série de causes occasionnelles qui, de fait, deviennent primordiales, puisque, sans elles, l'endémicité n'existerait pas ?

Facilités ou difficultés de contagion, par causes occasionnelles, sont choses particulières à la Maladie Sociale. En effet, combien, pour endémiques qu'elles soient aussi, diffèrent la diphtérie, la fièvre typhoïde, l'érysipèle, la scarlatine, par exemple ? Pareilles maladies sont peu influencées par ceux des facteurs économiques qui aident tant à la pérennité de la tuberculose.

La raison en est dans le mode d'évolution toujours aiguë de la fièvre typhoïde et de la scarlatine? D'une part, la durée limitée de la contagiosité restreint, dans le temps et dans l'espace, les occasions de contamination ; d'autre part, la contagion finit avec la complète guérison ou la mort du malade. Si, rubéoleux, scarlatins et typhoïdiques guéris cessent d'être contagieux, il en va autrement chez maints bacillaires, en dépit que l'une quelconque de leurs affections puisse paraître terminée.

Infiniment variable en ses formes aiguës ou chroniques ; infiniment variable en sa symptomatologie franche ou larvée ; infiniment tenace en ses tendances chroniques ; pouvant se prolonger des mois et des années sous des dehors rassurants, le mal laisse à trop de tuberculeux inconscients, avec la facilité de vivre dans l'intimité familiale, la possibilité de pénétrer les collectivités (crèches, écoles, pensionnats, ateliers, bureaux, magasins, usines, casernes, prisons, etc.), et d'y porter leur virulence.

Pareilles conceptions du *pourquoi* et du *comment* de la pérennité des pandémies tuberculeuses étant choses récentes, on comprend qu'il fallait arriver jusqu'aux temps nouveaux pour réaliser scientifiquement tout un plan de prévention de la tuberculose.

C'est la Médecine moderne qui, en tous pays, poussant ses enquêtes, dénonçait la tuberculose, plus qu'aucune autre maladie, tenir compte de la hiérarchie sociale, et, frappant plus facilement les miséreux, se montrer plus dure à l'ouvrier qu'au patron ; à l'employé qu'au chef de bureau ; au mercenaire qu'au propriétaire ; au soldat qu'à l'officier ; aux citadins qu'aux gens de campagne ; aux ouvriers des villes qu'aux ouvriers des champs.

Le contraire eût été invraisemblable ; n'est-ce pas de l'ignorance, de l'insouciance, comme de la misère des hommes et des sociétés, qu'est faite surtout l'*inégalité* des individus et des sociétés devant les maladies évitables ?

En effet, médecins, nous n'avons eu que trop d'occasions de voir combien la tuberculose, dans ses causes, dans ses résultantes familiales et économiques, comme dans les remèdes qu'il lui faudrait appliquer, touche à l'organisation même de la société.

Médecins et Hygiénistes, nous savons que, si la tuberculose, plus qu'aucune autre maladie, compte avec la hiérarchie sociale, cela tient à ce que, aujourd'hui, les degrés de la hiérarchie sociale, aussi bien que les inégalités devant la contagion, peuvent s'apprécier :

d'abord, à la manière dont chacun est plus ou moins ignorant et insoucieux des pratiques de l'Hygiène ;

ensuite et surtout, à la manière dont chacun choisit ou subit son habitat : son habitat familial, comme son habitat professionnel.

L'adjectif professionnel, pris ici dans son acception la plus large, ne vise pas simplement l'individu ayant fait choix définitif d'un métier et l'exerçant parmi ses compagnons. L'adjectif professionnel s'applique également aux conditions d'habitat imposées par le genre de vie que chacun de nous est appelé à mener au travers de son existence, alors, par exemple, qu'il fait, même momentanée, profession d'écolier, de soldat, de voyageur, etc.

Sans locaux maintenus *en salubrité*, sans amenées d'air et de lumière, il n'y a pour personne, *en quelque condition sociale que ce soit* défense durable contre la contagion tuberculeuse. Voilà comme la famille la plus étroitement logée, — l'étroitesse ne dépendant pas seulement de la faible superficie du logement, mais encore de son surpeuplement, — se trouve le plus exposée.

Voilà comment l'école, l'atelier, le magasin pourront devenir foyers de tuberculose, si quelque tuberculeux y pénètre certain matin.

Assurément, vis-à-vis de la contagion tuberculeuse, la hiérarchie sociale n'a pas de meilleur critère que l'habitat. La preuve en est dans les liens unissant le développement de la tuberculose à l'étroitesse d'un logis, comme à l'insalubrité d'une chambre, d'un atelier ou d'un bureau. D'autre part, l'exiguïté de l'habitat familial n'est-elle pas forcément en rapport avec les disponibilités d'argent restées à l'ouvrier après que, sur son salaire, il a soldé les dépenses de nourriture, de chauffage, d'habillement du ménage?

Une enquête personnelle (1) ne nous a-t-elle pas, comme à d'autres statisticiens, révélé que, d'ordinaire, dans son budget, l'ouvrier, aussi bien que l'employé, réserve à l'habitat la part la plus faible. N'est-ce pas le sixième seulement de leur paye que nos ouvriers enquêtés consacrent au logement, contre la moitié au moins affectée à l'alimentation? N'est-ce pas un quart de leur maigre salaire, que maintes ouvrière-parisiennes, en se privant sur leur nourriture, consacrent à leur chambre? On conçoit de quelles conséquences, vis-à-vis de la tuberculose, sera, pour les pauvres gens, le fait de ne se trouver sainement, ni dans leur habitat professionnel, ni surtout dans l'habitat familial où se passe plus de la moitié de leur existence ; où, partant, la contagion trouve pleines chances de se faire massive et répétée !

Sachant de combien d'éléments (offre et demande de travail ; chômage; famille nombreuse ; salaire ; cherté des denrées ; alimentation mauvaise ou irrationnelle ; coût de la vie ; ignorance absolue des pratiques de l'Hygiène, etc.) résulte, en somme, l'insalubrité de l'habitat du prolétaire, on conçoit que, par ce côté, plus que par aucun autre, la tuberculose apparaisse vraiment *Maladie Sociale.* On comprend que la pandémie tuberculeuse soit, en tous pays, devenue un des aspects de la question sociale.

Voilà pourquoi les nations civilisées, s'entendant pour organiser la Défense sociale contre la tuberculose, reconnaissent que, dans la lutte antituberculeuse, deux parts soient à faire :

l'une visant les tuberculeux ; l'autre visant la tuberculose.

La première part consiste à traiter et assister les tuberculeux. C'est là une œuvre essentiellement *médicale,* le médecin s'efforçant d'être *guérisseur* de tuberculeux.

---

(1) Enquête sur l'alimentation d'une centaine d'ouvriers et d'employés parisiens, par L. Landouzy et les frères H. et M. Labbé; Masson, éditeur, 1905.

La seconde part consiste à **prévenir** la tuberculose ; c'est là œuvre *sociale* et *philanthropique*. En effet, n'appartient-il pas à la Sociologie de prévoir, comme à la Philanthropie d'atténuer toutes les causes qui multiplient ou renforcent les occasions de contage? C'est de cette manière, que sociologues et philanthropes deviennent, eux aussi, tels des hygiénistes, *empêcheurs* de tuberculose.

Voilà comme le mal de misère et d'ignorance (celle-ci expliquant les phtisiques rencontrés sous les lambris dorés, comme sur les marches des trônes) qu'est la tuberculose, apparaît à tous les yeux avertis justiciable d'une *thérapeutique sociale*.

Il n'en saurait aller autrement, puisque, dans notre société, la contagion tuberculeuse nous est apparue *fonction* des conditions économiques dans lesquelles notre civilisation hâtive nous a placés.

Combien vraiment, en conditions économiques perfides, nous mettent :
les villes tentaculaires (1) ;
l'ordinaire insalubrité des logis de l'ouvrier et de l'employé ;
le surpeuplement des maisons ;
l'hygiène détestable, physique et morale, des chambres de domestiques et des loges de concierges ;
l'absence de pratiques hygiéniques, depuis le haut jusqu'en bas des sociétés modernes ;
la transformation de toutes les industries devenues usinières ;
l'envahissement des métiers par le machinisme ;
l'encombrement des bureaux ;
les grands ateliers ;
les immenses magasins ;
l'exode des campagnes vers les villes (2) ;
le brassage incessant des foules dans les lieux publics : dans les cafés, dans les wagons, dans les métropolitains, etc., etc.
le remou des populations qui, par chemins de fer et tramways, chaque jour, portent aux bourgades la morbidité des villes ;
la multiplicité des cabarets ;
l'alcoolisme, la syphilis des villes et des campagnes (3) ;
la pénétration incessante des agglomérations urbaines par des légions de déracinés, qui sans transition, sans adaptation atavique, viennent au-devant des causes occasionnelles de la tuberculose.

Jamais, autant qu'à présent, on aura connu l'intensité avec laquelle les *perturbations sociales*, autrement vite que les perturbations cosmiques

---

(1) « On a calculé que, tous les cinq ans, près de 300.000 Français viennent s'établir dans les villes.
« En Angleterre, on constatait dernièrement qu'il ne reste plus que 800 000 ouvriers agricoles ». Vandervelde ; les Villes tentaculaires ; Paris 1899.
(2) Voir D. Vandervelde. L'Exode rural, Paris, F. Alcan, 1903.
(3) Voir Louis Rénon. Les maladies populaires (maladies vénériennes, alcoolisme, tuberculose) deuxième édition, Paris, 1907.

**

et atmosphériques, influencent la vitalité, comme la santé des individus et des peuples.

Jamais pareille révolution sociale, pour pacifique qu'elle fût, ne s'imposât aux préoccupations de la Médecine ; c'est que la révolution portait :

sur l'organisation du travail ;

sur l'outillage et le rendement industriels ;

sur l'alimentation du prolétaire, comme sur son salaire ;

sur l'habillement ;

sur la hausse subie par tous les objets de consommation ;

sur le renchérissement des loyers ;

sur l'entassement des familles dans les taudis, etc...

Un exemple, entre dix autres, pourrait donner l'idée de ce qu'ont été certaines perturbations sociales.

Au commencement du siècle dernier, les grandes villes (22 seulement de plus de 100 000 âmes) représentaient le trente-cinquième de la population de l'Europe. En 1900, le nombre de ces grandes villes, devenu six fois plus fort, s'élevait à 147, représentant 40 000 000 d'habitants, soit le dixième de la population européenne globale !

On conçoit que, tant de causes occasionnelles aidant, la tuberculose se soit propagée comme fait tout incendie allumé en milieu de matières inflammables.

La contagion interhumaine — par rapport à la contagion animale — étant de beaucoup prédominante, on devine pourquoi et comment la contagion familiale occupe la première place dans la pérennité de la tuberculose.

La famille n'est-elle pas le premier anneau de la chaîne sans fin des collectivités ; la famille n'est-elle pas le premier milieu collectif dans lequel l'enfant, l'homme de demain, doit séjourner?

Le danger pour chacun de nous, dès la naissance, est, en milieu familial, la cohabitation avec quelques porteurs de lésions tuberculeuses, cachées ou visibles. Celles-ci réaliseront l'infection d'autant plus immédiate, plus répétée et massive, que l'habitat sera plus étroit, plus peuplé, moins hygiénisé. L'offensive bacillaire croîtra en même temps que, forcément, faiblira la défensive de chacun des occupants du logis insalubre.

Dans la collectivité familiale, il suffit d'une seule personne atteinte pour allumer un foyer de tuberculose qui, si la désinfection n'intervient pas, menace de ne s'éteindre jamais.

C'est en cela — soit dit en passant — que le *sweating system* pratiqué à domicile, tout en n'exposant pas à certains des risques des agglomérations usinières, peut, lui aussi, devenir foyer de tuberculose. Le danger est d'autant plus menaçant que, en l'état de notre législation française, ces petits ateliers familiaux échappent à la surveillance des inspecteurs du travail.

Le logis une fois contaminé, l'absence d'hygiène domestique fera la pérennité du mal. Le balayage à sec assurera la dissémination des poussières bacillifères provenant de crachats désséchés dans les mouchoirs, ou tombés sur les parquets.

Ainsi se prépare la contamination des aliments (lait, beurre, viande crue, pâtisseries, sucre, fruits, etc.), exposés sans protection, soit aux poussières du logis, soit aux souillures des mouches, dont les pattes et les antennes butinant les crachats se sont chargées de bacilles. Dans maints logements habités par un père ou une mère frappés de bacillose, combien de fois, chez de tout jeunes enfants, la bouillie, en dépit qu'elle fût proprement préparée ; aussi bien que le biberon, en dépit qu'il fût rempli avec du lait aseptique, pasteurisé, ou stérilisé, n'ont-ils pu, faute de soins , véhiculer le bacille de Koch?

Combien de bébés, touchant à tout dans des logis infectés ; se traînant par terre ; mettant leurs mains partout, ramassant toutes choses pour les porter à la bouche ; jouant avec les mouchoirs et les serviettes sales, ne se tuberculisent-ils pas à la faveur des contages pénétrant par les voies bucco-pharyngées?

Le logis du pauvre, la chambre du riche, où les bébés vivent aux côtés d'une mère phtisique, même d'un père bronchiteux chronique, vieil asthmatique emphysémateux, ne réalisent-ils pas souvent, les conditions quasi expérimentales de l'infection bacillaire? Cela n'explique-t-il pas la fréquence de la *tuberculose infantile* que je dénonçais il y a plus de vingt ans (1). Pareille promiscuité domestique, exposant les bébés à l'infection répétée et massive, ne donne-t-elle pas la raison du pourcentage énorme de contamination bacillaire familiale que, hier, par réactions cutanées à la tuberculine, le professeur A. Calmette (2) démontrait être de :

9 p. 100, de zéro à un an.
22 — de un à deux ans.
53 — de deux à cinq ans.
81 — de cinq à quinze ans.
87 — au delà de quinze ans.

De quel extrême intérêt sont pareilles constatations? N'accentuent-elles pas et, pour une part, ne concentrent-elles pas l'orientation

(1) Après enquête sur la mortalité du premier âge, je démontrais :

1° qu'il meurt de tuberculose, entre un jour et deux ans, 1 bébé sur 7,5 ;

2° qu'il meurt de tuberculose, entre un jour et un an, 1 bébé sur 6 ;

3° qu'il meurt de tuberculose, entre un an et deux ans, 1 bébé sur 4 ;

4° qu'il meurt, de tuberculose, chacune des années comprises entre la troisième et la cinquième, 1 bébé sur 3 ;

5° qu'en somme, la léthalité tuberculeuse s'accroîtrait d'année en année jusqu'à trois ans.

L. Landouzy. De la mortalité parisienne par tuberculose, chez les enfants de un jour à deux ans ; *in Revue de Médecine*, p. 777, Paris 1888.

(2) A. Calmette. Les voies de pénétration et de diffusion du bacille tuberculeux dans l'organisme. (*Rapport présenté à la Xe Conférence contre la Tuberculose*, Rome, 11-13 avril 1912.)

donnée à la lutte contre la tuberculose? Ne montrent-elles pas : que la grande source de la bacillo-tuberculose est le foyer familial ; combien était juste la conception de Grancher, de soustraire au milieu familial contaminé les enfants encore sains par leur placement chez de braves paysans bien portants? L'idée si vraie, si féconde du Maître phtisiologue français, réalisée dans l'ŒUVRE DE PRÉSERVATION DE L'ENFANCE CONTRE LA TUBERCULOSE, fera certes vivre le nom de Grancher aussi longtemps que ses beaux travaux sur l'Unicité de la Phtisie.

Assurément, c'est au foyer familial que, le plus souvent, l'enfant reçoit la première contamination. A celle-ci, rapprochées ou éloignées, minces ou massives, viendront s'ajouter d'autres imprégnations bacillaires. Du bébé (que la première infection entretenait pâle et chétif, parfois fébricitant), les nouvelles contaminations feront : un enfant porteur d'engorgements amygdaliens et d'adénopathies cervicales ; un enfant s'enrhumant constamment ; un enfant souffrant, à maintes reprises, d'embarras gastriques légers ; se plaignant de vagues douleurs le long des membres ou dans les jointures, tous phénomènes réactionnels des nouvelles infections. Ce sont ces phénomènes avant-coureurs de localisations qui, tôt ou tard, à l'adolescence ou à l'âge d'homme, sous l'influence d'une récente infection prise à l'atelier, au magasin, dans les bureaux balayés à sec, aux usines à poussières, etc., s'affirmeront sous la forme d'une tuberculose respiratoire, péritonéale, méningée, articulaire ou osseuse.

Dans le milieu familial en apparence le mieux tenu, le tuberculeux qui s'ignore peut, en causant, en toussant, projeter autour de lui des parcelles pulvérisées de salive bacillifère. Cette manière de *Spray* infectieux, tombant sur l'entourage (personnes et choses), est contaminante au premier chef.

Dans pareil milieu, combien — sans qu'on y prenne garde — est pernicieuse la salive. Elle est pernicieuse dans le contage que le baiser met aux lèvres ; que de contagions se sont faites ainsi entre jeunes époux? La salive est pernicieuse par la souillure des cuillères contaminées, puisant à des assiettes communes. Pernicieuse encore, l'expectoration du malade quand, tombant sur les tables à côté du crachoir ; quand, humectant serviettes et mouchoirs ; quand, salissant les doigts des servantes, elle laisse, partout où elle a passé, des germes infectants.

Des conjoints, la contamination peut s'étendre, à partie ou totalité de la maison. Si certaines familles sont décimées par la tuberculose, c'est que les parents, après s'être contagionnés les uns les autres, contaminent les enfants, puis la domesticité, ou réciproquement.

La contagion, dans la collectivité familiale, est par tant de circonstances facilitée que, tôt ou tard, elle finira par gagner les gens en apparence les moins prédisposés. C'est qu'il n'existe guère d'organisme humain qui puisse, sans être touché, vivre longuement en milieu infecté.

A égale contamination du logement familial, le genre de vie influence singulièrement le développement de la tuberculose. Celle-ci apparaîtra d'autant plus hâtive, d'autant plus intensive, que les occasions de contagion se seront accumulées dans le temps et dans l'espace.

C'est ainsi que sont plus frappés ceux qui habitent exclusivement le milieu familial. N'avons-nous pas vu, dans certaines maisons où demeuraient parents ou domestiques tuberculeux, échapper ceux des enfants que leur éducation avait retenus dans les lycées ou dans les grandes écoles, alors que, par exemple, aucune des filles élevées au gynécée n'était épargnée?

Le développement de la tuberculose, dans la famille urbaine, est en rapport direct avec l'entrée, dans les villes tentaculaires, des déracinés, jetés en pleines causes occasionnelles d'exaltation, de virulence et de contagiosité tuberculeuses. Le Dr Barbier n'a-t-il pas constaté, à l'hôpital Broussais, que : sur 300 tuberculeux, 15 seulement étaient malades avant de venir habiter la capitale ; et que, d'ordinaire, c'est dès la deuxième année de séjour qu'apparaît la maladie. Pareils faits avaient été bien mis en lumière déjà par le Dr Georges Bourgeois dans son étude: *l'Exode rural et la tuberculose.*

Si l'immigration est facteur de tuberculose, l'émigration des villes vers les campagnes le devient à son tour. L'exode des tuberculeux (après contamination urbaine) vers les campagnes infecte la famille rurale. C'est ainsi, qu'avec le Dr Weil-Mantoux (1), j'ai pu démontrer que maints bourgs et villages sont, toutes proportions gardées, aussi ravagés par la tuberculose que les villes.

Dans nos *Cahiers généraux de la tuberculose*, nous citions, entre autres, une commune de 1 250 âmes comptant 17 tuberculeux, dans une rue de 134 habitants !

D'une enquête que nous faisions, en 1904, avec M. le sénateur Paul Strauss, à travers les petites villes, bourgades et villages de France, pour connaître le taux de la morbidité et de la mortalité tuberculeuses, il résultait que, manifestement, la tuberculose rurale était : en augmentation pour 504 Communes ; en stagnation pour 345 ; en diminution pour 115 (2).

---

(1) L. LANDOUZY et J. WEIL-MANTOUX, L'état de la tuberculose dans les petites villes, bourgades et communes de France (*Congrès international de la Tuberculose de Paris*, t. II, p. 455, 1905).

(2) Pour apprécier à leur juste valeur les faits discutables de « stagnation », et surtout les faits de « diminution » de la tuberculose dans les communes visées, il faudrait — ce que ne faisaient pas nos correspondants — tenir compte de la diminution de population desdites communes, le nombre des tuberculeux, dans quelques-unes d'entre elles, ayant pu diminuer simplement parce que leur population s'était amoindrie : soit du fait de la mortalité tuberculeuse antérieure ; soit du fait même de l'exode des habitants vers les villes et les centres industriels de la région ? Dans les deux hypothèses, il pouvait s'agir de diminution de mortalité plus apparente que réelle. C'est proportionnellement aux populations des bourgs et des villages qu'il aurait fallu chiffrer la morbidité comme la mor-

M. Durozoy n'a-t-il pas cité un chef-lieu de canton du département de l'Oise ayant une mortalité tuberculeuse aussi élevée que celle des villes de Toulon et de Marseille !

La si grande contamination des campagnes s'explique par une dissémination bacillaire d'origine urbaine : importée au village par les déracinés revenant au pays, après s'être contaminés à la ville (ouvriers, femmes de chambre, domestiques) ; importée encore au village par les citadins tuberculeux venant, sans précautions, se soigner à la campagne.

Développement et dissémination de la tuberculose au village s'y trouvent favorisés, d'abord et surtout, par le défaut d'hygiène, le manque d'aération et d'ensoleillement des maisons ; ensuite, par ce fait, que, en maintes bourgades, les industries se font envahissantes, changeant bien des mœurs et des habitudes ; par ce fait aussi, que l'alcoolisme gagnant les campagnes y fait, autant qu'à la ville, « LE LIT A LA TUBERCULOSE ».

C'est pourquoi, si continue à se vérifier ce que Jean-Jacques Rousseau pensait des villes... « gouffres de l'espèce humaine : au bout de quelque temps, les races y périssent et dégénèrent : il faut les renouveler », nous constatons que, contrairement à ce que disait notre philosophe, ce n'est plus la campagne — aujourd'hui épuisée par l'alcool, la syphilis et la tuberculose — « qui fournit à ce renouvellement ».

Une cause encore de contamination des maisons « des champs » c'est le retour à la bourgade et au hameau ignorant, jusqu'alors, la tuberculose :

des ruraux tuberculisés dans les taudis, dans les ateliers, dans les usines, dans les chambres de domestiques et dans les loges de concierges ;

de ces déracinés, ouvriers et domestiques, obligés par la tuberculose, de renoncer au travail et à la place qui les nourrissaient, eux et leur famille ;

des soldats renvoyés dans leurs foyers, par congé de convalescence ou par réforme ; et cela, pour ces derniers, sans aucun avertissement, sans aucun subside, sans aucune recommandation concernant leur propre santé ou la sécurité de leurs parents !

On conçoit comment la « maison du village » surpeuplée et contaminée par le retour du « pays » va devenir foyer de tuberculose. La maison de paysan, manquant — par définition, si on peut ainsi parler — d'air ; privée de soleil, grand destructeur du bacille de Koch ; constitue désormais un centre de tuberculose rapportée de la ville ou de la caserne !

C'est qu'il existe, de par le monde, un nombre considérable de logis urbains ou ruraux, tout préparés à voir s'y développer et perpétuer la tuberculose.

MM. Lagasse et Quecker ne nous ont-ils pas appris que, à Bruxelles, par exemple, près de la moitié des familles ouvrières logent dans une seule pièce, et que 1 511 de ces pièces logent plus de 5 personnes ? M. Jacques Bertillon n'a-t-il pas dénombré à Paris : 80 000 logements

talité tuberculeuse, et non point seulement comparer l'année 1904 à 1903 ou 1902, sans faire la part de la dépopulation des campagnes.

encombrés, servant d'abri à une population de 364 000 personnes ;
50 321 logements, n'ayant qu'une seule pièce, habités par 178 000 personnes !

Chose inouïe, il existe en France, des milliers de maisons dépourvues
de fenêtres. M. Hippolyte Mass, il y a de cela quelques années, comptait
200 000 de ces maisons ! Le motif est fort simple : le propriétaire bouche
les ouvertures pour ne pas payer l'impôt des portes et fenêtres, et, au
besoin, construirait sa maison sans la moindre lucarne !

Voilà comment le fisc peut réclamer sa part d'insalubrité des maisons ;
voilà comment l'impôt intervient parmi les facteurs médiats de la contagion tuberculeuse.

L'insalubrité de l'habitation, en tant que facteur de pérennité tuberculeuse, n'a été véritablement calculée à sa juste valeur que depuis
l'installation des *casiers sanitaires des maisons.* Le casier des maisons,
véritable journal sanitaire des immeubles, organisé pour la première fois,
à Bruxelles (par Janssens), fonctionnant à Paris, depuis dix-huit ans,
sous la direction de M. Juillerat, fournit à la Pathogénie comme à la Prophylaxie de la tuberculose urbaine la plus précieuse des documentations.
Celles-ci indiquent, par surcroît, aux ingénieurs et aux architectes l'orientation à suivre dans la construction de la Cité future.

Dans son Rapport magistral apporté à nos Congrès, M. Juillerat (1)
n'a-t-il pas établi que :

« la fréquence des décès tuberculeux, proportionnelle à la hauteur
des maisons, est sous la dépendance directe des espaces libres qui les
entourent ;

« la tuberculose est plus fréquente dans les étages inférieurs que dans
les étages supérieurs ; l'air, et surtout la lumière solaire, n'agissant que
sur les maisons qui les reçoivent directement ;

« la salubrité est fonction, non pas des réservoirs séparés par des
blocs compacts de maisons obscures, mais de *réservoirs d'air et de lumière affectés à chaque maison ;*

« l'action de l'habitation sur l'étiologie et la propagation de la tuberculose s'exerce de deux manières :

« 1° directement, par l'absence de lumière permettant la conservation
presque indéfinie de virulence du bacille de Koch dans les locaux infectés par le séjour, même accidentel, des tuberculeux ;

« 2° indirectement, par toutes les dispositions vicieuses qui, anémiant
l'organisme humain, le mettent vis-à-vis du bacille dans des conditions
de moindre résistance ;

« la tuberculose est, avant tout, maladie de l'obscurité. »

La preuve en est qu'il existe, à Paris, de véritables îlots tuberculeux,
formés de maisons particulièrement contaminées qui, jamais, ne reçoivent
air et soleil.

(1) JUILLERAT et BONNIER. La tuberculose et l'habitation (*Volume des Rapports
du Iᵉʳ Congrès international de la Tuberculose* de 1905, p. 565).

Dans une des rues de ces îlots, la mortalité tuberculeuse était : de 21,74 p. 1000 dans les habitations ordinaires ; de 42,63 p. 1000 dans les hôtels garnis ! Dans une de ces maisons, abritant 60 habitants, on constatait, en dix ans, 36 décès par tuberculose, sans compter les tuberculeux qui, après s'être contaminés dans ce logis, étaient allés mourir ailleurs !

Le 31 décembre 1910, il existait encore à Paris, 5 222 maisons, foyers de tuberculose, où la mortalité compta, pendant l'année 1909, 2 628 décès tuberculeux ! Ces 5 222 maisons ont eu, à elles seules, en 1909, 27,05 p. 100 du nombre total des décès parisiens, répartis sur plus de 80 000 maisons !

En 1910, indemnes jusque-là, 1165 maisons nouvelles ont enregistré 1 220 décès (1).

Dans maintes habitations de Paris, dont la salubrité, à en juger par les apparences, semblerait suffisante, il est rare que les chambres de domestiques, les cuisines et les loges de concierges ne soient pas en contradiction flagrante avec les principes élémentaires de l'Hygiène.

Trop d'immeubles situés dans les quartiers les plus riches et les plus aérés de certaines capitales (loyers variant de 5 000 à 22 000 francs), dans lesquels les chambres de domestiques, par leur exiguïté et leur manque du plus strict confort (tropicales en été, glaciales en hiver), sont un défi à la Morale sociale.

Le passage de l'enfant et de l'adolescent à l'**École** est, lui aussi, facteur de tuberculose. Celle-ci atteint non seulement la gent éduquée, mais aussi, et combien, les éducateurs.

D'après Weil-Mantoux, la proportion de la tuberculose scolaire s'élèverait à 20 p. 100? Il en serait de même dans les écoles normales d'instituteurs et d'institutrices.

La tuberculose, dans tous les milieux scolaires, a pris, parmi les maîtres surtout, un développement tel qu'elle devient un des problèmes d'hygiène publique les plus délicats à résoudre.

Cette manière de tuberculose professionnelle s'est tellement répandue chez nous, qu'en même temps qu'elle préoccupait vivement le Grand Maître de l'Université, elle incitait certaines *Associations amicales d'instituteurs et d'institutrices*, à chercher le moyen de s'assurer contre l'invalidité tuberculeuse ; elle déterminait dans la Creuse, à Sainte-Feyre, la création d'un Sanatorium réservé à nos instituteurs et à nos institutrices publics. Les plans et le fonctionnement de cet établissement sont exposés par le médecin-directeur de Sainte-Feyre, le Dr Berthelon, dans la Section française de la Tuberculose de l'Exposition d'Hygiène sociale du château Saint-Ange.

Les **locaux collectifs**, tous les locaux dans lesquels, pour exercer un métier, pratiquer les affaires, ou même se distraire, l'homme se réunit, de-

---

(1) JUILLERAT, Rapport au Préfet de la Seine, sur le casier sanitaire, p. 4, 1911.

viennent foyers de tuberculose. La contagion dans les locaux industriels, dans certains d'entre eux surtout, reste menaçante si lesdits locaux ne sont pas inspectés, ne sont pas dépoussiérés, ne sont pas régulièrement désinfectés.

Quelques industries à poussières aident, plus que d'autres, à la diffusion de la tuberculose (1). Les menuisiers, les emballeurs, les tailleurs de carreaux en faïence et en verre, les polisseurs de cristal, les ouvriers des moulins à scories, les ouvriers des filatures, les ouvriers en porcelaine, les ouvriers en nacre et en bois, etc..., paient un lourd tribut à la bacillose ; cela médiatement. L'irritation des voies respiratoires ou pharyngées par la sciure de bois, par la poussière de la nacre, du kaolin, devient cause *occasionnelle* de bacillose, pour peu qu'un compagnon tuberculeux ait semé la tuberculose dans l'atelier ou dans l'usine.

Il en est de même de certains métiers, du fait des conditions malsaines dans lesquelles ils continuent à s'exercer, en dépit queles progrès du machinisme auraient dû, depuis longtemps, transformer et leurs installations, et leur outillage. C'est le cas des **ouvriers boulangers** travaillant dans les fournils, en sous-sols, fournils contaminés dès qu'un tuberculeux a fait partie de l'équipe.

Dans l'immense majorité des 95 000 à 100 000 boulangeries françaises existant en 1906, le pétrissage continuait à se faire à bras ; et, sur les 2 000 boulangeries parisiennes, à peine une sur 100, avait adopté le pétrissage mécanique (Mamy) (2). Voilà comme le « geindre » chargé du pétrissage vit dans un milieu surchauffé, à atmosphère confinée, exposé à l'inspiration des poussières de farine auxquelles se mêlent les poussières du fournil balayé à sec. Le boulanger travaille presque nu, en pleine transpiration, dès lors singulièrement exposé au refroidissement, cause *occasionnelle* de bronchite et de pleurésie. Nulle surprise alors, d'apprendre de M. Jacques Barral, que près de 280 000 ouvriers boulangers, sur 400 000, deviennent tuberculeux, soit 70 p. 100.

Les **bureaux** privés, ceux de l'État, ceux des négociants et des industriels, souvent ouverts dans de vieux immeubles, souvent relégués dans un coin sombre de la boutique, du magasin ou de l'atelier, balayés à sec, mal entretenus, non aérés, deviennent foyers de tuberculose, pour peu — fait immanquable avec le temps — qu'y ait séjourné quelque caissier, quelque comptable ou quelque employé tousseur.

Le danger est aussi grand dans les administrations publiques, banques, ministères, bureaux de poste, etc...

Dans nos bureaux de poste, très mal tenus jusqu'à ces quinze dernières années, la tuberculose sévissait avec intensité. N'ai-je pas démon-

---

(1) L. LANDOUZY, Poussières et tuberculose : morbidité et mortalité tuberculeuses des menuisiers, emballeurs et parqueteurs. (*La Presse médicale*, 1906.)

(2) MAMY, Pétrissage mécanique du pain (*Commission permanente de préservation contre la tuberculose* ; Ministère de l'Intérieur, p. 220, 1906).

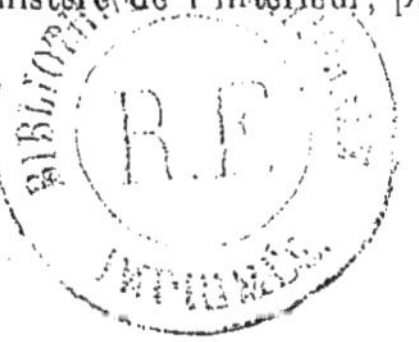

***

tré, par des statistiques comparatives, que les employés, travaillant à l'intérieur du bureau de poste, exposés aux poussières sans cesse remuées par les allées et venues du public, comme par la manutention des sacs à dépêches, étaient frappés plus souvent que le personnel (facteurs, distributeurs, cochers), travaillant hors des bureaux, en dépit des fatigues et des intempéries que celui-ci avait à subir.

Dans un seul trimestre de 1897, parmi les postiers parisiens portés malades, on relevait 15,45 p. 100 de tuberculose chez les agents des bureaux, contre 10 p. 100 chez les facteurs et sous-agents travaillant au dehors. Ces chiffres démontraient l'existence d'une tuberculose provoquée par des poussières bacillifères constamment piétinées et flottant dans l'air des bureaux de poste, où public et agents crachaient à même le sol (1).

C'est à la suite de la révélation de cette tuberculose *professionnelle* que le Ministère des Postes et Télégraphes (le premier parmi tous les Ministères français) prit, d'une part, l'initiative d'afficher, dans tous les bureaux de la Métropole et des Colonies, un avis au public « de ne point cracher par terre » ; résolut, d'autre part, d'aménager, sur plans vraiment hygiéniques, nos bureaux des postes, télégraphes et téléphones, dont la transformation, au moins dans nos grandes villes, a déjà porté ses fruits.

Dans les bureaux, dans les cabinets d'Archives, dans les bibliothèques, la contagion peut s'effectuer, par les livres et les documents. C'est le fait des employés de la municipalité de Karkow mourant presque tous tuberculeux. Un phtisique avait, de sa salive, mouillé les pages des documents qu'il compulsait ; à la suite de son travail, les archives fourmillaient de bacilles de Kock, infectant presque tous les employés qui vinrent successivement travailler à la place que le tousseur avait occupée.

Parmi les collectivités parisiennes, celle des **gardiens de la paix** payait aussi un lourd tribut à la contagion. Je pouvais, en 1900, écrire que la tuberculose faisait parmi nos sergents de ville, par suite de leur séjour dans les postes de police imprégnés des contages du public, « plus de victimes que les coups des escarpes ». Sur un effectif annuel moyen de 7 678 hommes, par réformes et décès totalisés, les gardiens de la paix (pourtant soumis à une double sélection : sélection lors de leur service militaire ; sélection lors de leur acceptation par le service de santé de la police municipale) perdaient, de tuberculose, 474 hommes : 230 par réforme ; 244 par décès, chiffres importants, si on réfléchit à l'âge moyen des sergents de ville (2).

Le péril une fois dénoncé, des mesures d'hygiène édictées, dans les locaux de la Police municipale, par M. Lépine, y ont porté remède.

(1) L. Landouzy, Tuberculose professionnelle des agents des postes et télégraphes parisiens (*Académie de médecine*, 7 juin 1898).
(2) L. Landouzy, Tuberculose professionnelle des gardiens de la paix (*La Presse médicale*, 27 juin 1900).

Dans les **prisons**, la statistique donne, de 1894 à 1898, 43,7 tuberculeux pour 10 000 prisonniers, et 31,2 pour le même nombre de gardiens. Dans les Maisons centrales (où, pendant des heures, et dans les ateliers encombrés, sont rassemblés les condamnés), la proportion est beaucoup plus considérable, car on trouve 144 tuberculeux pour 10 000 prisonniers.

Les **théâtres** aussi sont foyers de contamination, les conditions d'hygiène y étant défectueuses. C'est l'envers du théâtre surtout, qui est pernicieux. La scène, les coulisses, avec leurs recoins obscurs, où jamais ne pénètre la lumière solaire ; les loges d'artistes peu ou pas aérées ; jamais ensoleillées, balayées à sec ; de jour et de nuit, éclairées à la lumière artificielle, deviennent facilement, dès qu'a passé un tousseur, nids à tuberculose. Aussi les décès par phtisie sont-ils relativement fréquents parmi les journaliers des théâtres. N'ai-je pas connu des loges d'artistes où se sont succédées les contaminations ; de même n'ai-je pas montré, combien, à ce point de vue, étaient, sur la scène et dans les coulisses, exposés les pompiers de service respirant les poussières bacillifères, piétinées par les machinistes et les figurants ?

D'autres collectivités, particulièrement contaminées et contaminantes, doivent leur infection à ce que le milieu est spécialement imprégné de germes bacillaires.

C'est le fait de certains hôpitaux, des hospices d'aliénés, des blanchisseries et buanderies par lesquelles passe le linge des grandes villes ; c'est le fait encore du cabaret, de la *trattoria*, où, longuement, dans une atmosphère enfumée, on s'attable pour boire et manger.

Pour ce qui est de certains de nos **hôpitaux**, la contagion y était — car ici encore bien des choses commencent à changer — considérable, tant sur le personnel soignant, que sur les malades hospitalisés.

Il y a seize ans, je relevais en une statistique décennale, 43,55 p. 100 d'affections respiratoires et tuberculeuses sur les infirmiers et les infirmières de l'Administration de l'Assistance publique parisienne. De plus, j'établissais que, chez le personnel couchant en dortoir — nouvel exemple de la perniciosité de certains habitats *professionnels* — la morbidité était bien supérieure à celle du personnel logé en chambre.

Les mêmes statistiques montraient une forte mortalité par tuberculose : sur 599 décès, 217 par tuberculose, soit 32,26 p. 100 ; et 134 par affections respiratoires : au total, 58,55 p. 100 de décès par tuberculose ou par affections respiratoires, contre 41,45 p. 100 de décès par autres causes.

Le décompte des chiffres montrait encore que les infirmiers en dortoir étaient frappés deux fois et demi à six fois plus que le personnel habitant en chambre (1).

(1) L. LANDOUZY, Tuberculose professionnelle des infirmiers (*Procès-verbaux de l'Administration générale de l'Assistance publique de Paris*, p. 56, juillet 1896).

Dans le même ordre d'idées, une expérience de dix ans à l'hôpital de la Charité, m'apprenait que la tuberculose était loin d'épargner les religieuses. J'avais vu nombre de postulantes renvoyées, par leur Supérieure, aux maisons mères, parce que des rhumes interminables, une anémie profonde, des pleurésies gagnées à l'hôpital, rendaient maintes de ces jeunes sœurs impropres au service des malades.

A l'Hôtel-Dieu de Paris, le professeur M. Letulle notait que, en vingt-quatre ans, sur 102 décès de religieuses Augustines, 82, soit plus de 80 p. 100, se rapportaient à la tuberculose !

Pour ce qui est des malades entrant à l'hôpital, pour toutes autres affections que la tuberculose et y faisant un séjour prolongé ou réitéré, trop nombreux, jusqu'à hier, étaient ceux que le voisinage de phtisiques contaminait. C'est pourquoi la tuberculose était la fin, presque naturelle, de maladies longues ou chroniques non tuberculeuses, soignées en salles communes. C'était le fait aussi de coquelucheux et de rubéoliques, à l'époque où les hôpitaux d'enfants ne pratiquaient pas l'isolement.

Dans les **asiles départementaux d'aliénés**, la tuberculose fréquente n'est pas seulement nocive de malade à malade, elle est particulièrement pernicieuse pour le personnel du fait des entérites et des diarrhées bacillifères de certains déments confinés au lit. L'infection constante du linge et de la literie des asiles explique la contamination intensive des infirmiers et infirmières occupés, soit dans les salles, soit dans les buanderies.

De même, d'une enquête que je menais sur la morbidité et la mortalité générales **des blanchisseurs et des blanchisseuses** de la banlieue parisienne, il résultait qu'ils souffrent et meurent de tuberculose vraiment *professionnelle*. La tuberculose affecte, chez eux, le plus souvent, les voies respiratoires « évoluant assez communément dans les formes aiguës (1) ». Pour 238 décès de blanchisseurs ou blanchisseuses, j'en comptais 148 succombant à la phtisie ! Cette tuberculose professionnelle tient au milieu particulièrement infecté dans lequel s'effectue le travail. La raison de la contagion est dans la « perniciosité » des crachats desséchés dans les mouchoirs, les serviettes et les draps qu'ouvriers et ouvrières « sortent pêle-mêle, tels quels, des paquets de linge sale, pour les trier, les compter, les assembler avant de les mettre à la lessive ».

Ces blanchisseurs, devenus tuberculeux à l'usine, rapportent la bacillose en leur logis, créant derrière eux, alors même qu'ils sont allés mourir à l'hôpital, des foyers (logements, maisons, quartiers) où se tuberculisent indéfiniment de nouveaux venus prenant possession de logements dont la désinfection n'est point effectuée, cela faute de déclaration faite de la maladie contagieuse du dernier occupant (2).

(1) L. Landouzy, La tuberculose des buandiers, blanchisseurs, buandières de la banlieue parisienne (*Congrès international de Paris*, t. II, 1905).
(2) *Académie de Médecine*, juin 1908.

L'étude d'une industrie, celle des **charbonnages**, dont la morbidité et la mortalité tuberculeuses sont faibles par rapport à l'intensité du mal dans tant d'autres métiers à poussières, sert, par contraste, à bien montrer ce que valent, en tant que facteurs de contamination: d'une part, la nature des poussières ; d'autre part, la non-promiscuité des travailleurs d'un même métier.

Dans un Rapport que, en 1900, à la demande de M. Disler, président de section au Conseil d'État, nous faisions le professeur Emile Roux, Directeur de l'Institut Pasteur, et moi, sur la mortalité tuberculeuse du personnel ouvrier des mines de charbon du Nord et du Pas-de-Calais, nous concluions que : sur 54328 ouvriers, la mortalité globale ayant été (en 1898 et 1899) de 795, la mortalité, par tuberculose, de 21 cas, les mineurs sont peu contaminés.

Cela semblerait tenir, d'une part, aux soins de propreté corporelle et d'habitat dont les mineurs contractent l'habitude ; d'autre part, à ce que, dans les galeries, le mineur travaille plutôt isolé ; d'autre part enfin, à ce que si, quoique tuberculeux, certains mineurs gardent assez de forces pour descendre dans la mine, et crachent sur le sol, leur expectoration est absorbée par la poussière humide et lourde du charbon. Les bacilles non volatilisés ne s'épandent pas comme ils le font dans tous autres chantiers et ateliers.

L'alcoolisme, et sa rançon la tuberculose, faisant, en ce Congrès, avec toute l'ampleur que mérite pareille question, l'objet d'un Rapport du Dr Triboulet, ne doit point m'arrêter ; en dépit que l'alcool soit, par tous les étiologistes, dénoncé comme un des plus importants parmi les facteurs de la maladie sociale.

N'est-ce pas ainsi, que, récemment, à la tribune du Corps législatif, chez nous, lors d'une discussion retentissante, le dénonçait le député philanthrope Joseph Reinach, (1) dans un Rapport dont certains chapitres, par un vote de la Chambre, auraient dû être affichés dans nos 36 000 Communes ; de même que certaines pages en devraient être lues et commentées dans *toutes* les écoles de France.

Je retiendrai ici seulement le cabaret et certaine *trattoria* en tant que *lieu de collectivité ;* en tant qu'endroit public, où, durant des heures, dans une atmosphère déjà délétère par elle-même, les tuberculeux, qui se toussent au visage et crachent à même le sol, contagionnent l'entourage facile à contaminer, la clientèle des estaminets se trouvant déjà, du fait de l'alcoolisme chronique, en certain état de déchéance. C'est là un point de vue nouveau duquel on n'a pas suffisamment envisagé la tuberculose des cabaretiers-traiteurs. Si le marchand de vins, en Angleterre comme en France, paie un si lourd tribut à la tuberculose, ce n'est pas seulement que le métier « veut que

(1) Joseph Reinach, député. Proposition de Loi, sur la Limitation du nombre et sur la Réglementation des débits de boissons, présentée à la chambre des Députés, session de 1910.

le débitant boive avec le consommateur », c'est que, de jour, et de nuit souvent, le cabaretier *vit en collectivité* (1).

C'est donc sous une double face que se présente la question des si grandes morbidité et mortalité tuberculeuses signalées, en Angleterre et en France, chez les tenanciers d'alcool (2). Pour eux, l'infection inter-humaine est d'autant plus redoutable que, l'alcool *faisant le lit à la tuberculose*, celle-ci est journellement apportée par les consommateurs du cabaret. Tout en mangeant, les tousseurs crachent par terre, disséminant de cette manière le contage. Cela est si vrai, que, à la Clinique vétérinaire d'Alfort, où l'on amène fréquemment des chiens tuberculeux, la plupart de ceux-ci proviennent de chez les cabaretiers-traiteurs de la banlieue et des faubourgs parisiens. La remarque a été faite par le professeur G. Petit qui, du reste, en de superbes aquarelles, dans la Section française de l'Exposition internationale d'Hygiène sociale, a représenté les plus beaux types de sa collection de tuberculose canine et féline. Je dirai, entre parenthèse, qu'il y a dans les faits révélés par le professeur Petit tout un avertissement pour le public, qui apprendra désormais à compter, plus qu'il ne l'imagine, avec la contamination bacillaire possible par le chien et le chat, si souvent compagnons de jeux de nos enfants. Pour cette raison encore, dans nos maisons, ne serait pas déplacé le *cave canem* de certaine fameuse villa de Pompéï.

Pour avoir moins d'importance que chacun des milieux précédemment envisagés, il est d'autres manières de collectivités qu'on aurait tort de ne pas retenir comme favorisant la diffusion de la tuberculose. Celle-ci ne se fait-elle pas aussi par les voitures publiques, les chemins de fer, les tramways et les bateaux?

Les **moyens de transport** décuplent les occasions de contage, à notre époque surtout où les déplacements ont pris une extraordinaire intensité; intensité parfois presque maladive. Incontestablement certain danger de contamination existe dans les voitures publiques. Dans les autobus, la trépidation détermine la volatilisation intensive de l'expectoration desséchée des voyageurs trop nombreux encore qui, en dépit des recommandations de Police sanitaire, crachent sur le parquet des voitures. De même les compartiments de chemins de fer, les wagons-lits, recouverts de drap, insuffisamment désinfectés, emmagasinent des crachats bacillifères provenant de voyageurs se sachant, ou s'ignorant tuberculeux.

Les divers employés des chemins de fer, ouvriers, mécaniciens, hommes d'équipe, poseurs de la voie, etc., se contaminent dans leurs postes d'attente qui ne sont en rien garantis contre l'infection importée par les cheminots tousseurs.

(1) L. LANDOUZY, Discussion à propos de la Communication du Dʳ Bertillon sur la Tuberculose des cabaretiers de Londres. *Société d'Hygiène publique et de Génie sanitaire*, 1911.

(2) LUCIEN JACQUET, La mortalité des débitants. *La Presse médicale*, nº 23, 20 mars 1912.

Les **bateaux de commerce**, eux aussi, sont devenus foyers de tuberculose : celle-ci se montre particulièrement fréquente chez les jeunes matelots et chez les jeunes *stewards* de quinze à vingt ans (Tartarin, H. Thiéry). Si les statistiques manquent pour apprécier les ravages de la tuberculose dans la marine marchande, on peut néanmoins affirmer qu'ils sont considérables ; cela, par le fait d'un recrutement non sélectionné, la marine marchande prenant ses matelots — sans examen approfondi — parmi les marins de l'État qui, en très grand nombre, sortent infectés du service.

D'autres **conditions économiques**, en plus de celles que je viens de passer en revue (collectivités, professions, habitats, taudis, alcoolisme, moyens de transport, etc.), influençant la tuberculose, sont nombreuses. Elles se rapportent aux salaires, aux lois fiscales, à l'alimentation, à l'ignorance et à la misère.

Depuis vingt ans, les **salaires** ont beaucoup augmenté ; mais la hausse des salaires ne pouvait guère, par elle-même, faire apport d'hygiène, de vigueur et de santé aux classes laborieuses, si l'on considère que l'augmentation des salaires devenait, à son tour, cause de l'élévation générale et progressive du coût de la vie.

Certaines **lois sociales**, certaines taxes d'État ou de Ville (repos hebdomadaire ; limitation des heures de travail ; certaines assurances obligatoires ; droits de douane ou d'octroi, impôts fonciers, etc., etc.), en réduisant la production ; en augmentant la paye de l'ouvrier ; en accroissant la valeur des matériaux, ont contribué, tout comme l'élévation des salaires, à l'augmentation du prix de toutes choses, particulièrement des objets fabriqués. Les matières alimentaires, elles aussi, ont surenchéri en raison de la difficulté plus grande de la main-d'œuvre dans les campagnes.

Nous n'avons pas à revenir sur l'influence néfaste de l'habitation que son surpeuplement rend fatalement insalubre. Mais la cherté croissante des loyers, dans certaines grandes villes, amène une crise véritable de l'habitation, dont souffrent les locataires qui, pour un prix plus élevé, ont moins d'espace, d'aération et de lumière. Le coût des bâtisses s'est accru de près de 35 p. 100 à Paris, depuis cinq ans : d'où la hausse formidable du prix des loyers dont beaucoup ont augmenté de près de moitié, en dix ans !.... nouvelle cause *occasionnelle* de tuberculose.

L'alimentation insuffisante a, certes, fort à voir (ne serait-ce qu'à titre d'adjuvance) dans l'éclosion de la tuberculose.

Si l'insuffisance alimentaire est souvent conditionnée par la faiblesse du salaire, notamment chez les ouvrières parisiennes de l'aiguille, qui, si économes et si frugales soient-elles, ne peuvent vraiment suffire, seules, à leur entretien ; l'insuffisance alimentaire résulte souvent aussi de l'ignorance complète qu'a le public de ses vrais besoins comme des valeurs nutritive et marchande des denrées (1). L'alimentation n'a pas, notamment, dans le budget de l'ouvrier et de l'employé, la part raisonnée qui devrait lui être faite, alors que, pour des dépenses évitables, ouvriers et employés sacrifient à des besoins qui sont au-dessus de leur condition. Souvent l'alimentation de l'ouvrier et de l'employé est « irrationnelle » qualitativement, ou quantitativement insuffisante, relativement dispendieuse, et souvent « insalubre ». Dans l'alimentation populaire, aujourd'hui encore, la routine règne en maîtresse. (2)

Si, en milieux ouvriers, l'irrationnel et l'insuffisant de l'alimentation exposent particulièrement (la contagion toujours sous-entendue) à la tuberculose par débilité et défaut de résistance du terrain, il faut bien savoir que, *dans tous les milieux*, les aliments peuvent être nocifs, parce que bacillifères. Cela, de deux façons : la première, parce que les aliments proviendraient d'une source tuberculeuse ; la seconde, parce que, pour provenir d'une source saine, ils auraient été souillés entre leur point de départ et leur point d'arrivée. La seconde façon est de beaucoup la plus commune. Sans toucher à la question de la contamination de l'homme par le bacille bovin, indiscutable mais relativement rare ; sans insister sur l'infection des enfants et des adultes par le lait et la viande provenant d'animaux tuberculeux, nous devons surtout rappeler combien les aliments peuvent être contaminés entre le lieu de production et leur transport chez le consommateur, alors que lait et viande sont livrés sans soins, et conservés sans précautions. De « la propreté de la cuisine, ai-je coutume de répéter, dépend pour beaucoup la santé de toute la famille ».

Tout est à faire pour donner au personnel domestique des habitudes hygiéniques dont personne n'a cure. N'est-ce pas, d'ordinaire, dans les cuisines, proche le lait et le beurre préparés pour le petit déjeuner, que, le matin, se brossent les traînes des jupons et des robes chargées de poussières bacillifères? Combien souvent, dans les immeubles modernes, le service des femmes de chambre ne se fait-il à la fenêtre de la cour-puits, donnant air et jour aux cuisines des étages inférieurs, dont les garde-mangers se trouvent ainsi inondés de poussières qu'encore les brosses détachent des tapis. Dans des maisons, où, par crainte de la fièvre typhoïde, ne pénètrent jamais que des bouteilles d'eau d'Évian, que de fois n'avons-nous pas vu la cuisinière déposer à même l'évier, pour la lessive (côtoyant cresson, salades et radis), les mouchoirs tout

---

(1) L. LANDOUZY, H. et M. LABBÉ, *Congrès de la Tuberculose*, t. II, p. 777, 1905.

(2) L. LANDOUZY, Éducation alimentaire rationnelle. Conférence organisée — 6 mai 1911 — par la Société scientifique d'Hygiène alimentaire, in *Bulletin de la Société scientifique d'Hygiène alimentaire et d'Alimentation rationnelle de l'homme*, t. I, nº 1.

humides de l'expectoration de phtisiques, auxquels, par tolérance sentimentale, on n'avait pas su imposer le crachoir ?

N'est-ce pas, à même les paillassons des escaliers de service que, au petit matin, on dépose le pain, sans se soucier des souillures de tout ordre dont ces paillassons furent le réceptacle ?

L'ignorance du public par manque d'Éducation hygiénique est, elle aussi, un des facteurs de contagion tuberculeuse.

En dépit de certains progrès dans l'Hygiène domestique, dus en partie aux efforts des Educateurs, il reste énormément à faire, pour que, dans tous les milieux sans exception, se crée, par suite d'une mentalité hygiénique, des habitudes hygiéniques.

Le public commence à apprécier la nécessité de la propreté corporelle, mais ignorant presque tout des voies et moyens de la contagion tuberculeuse, rien d'étonnant, qu'il méconnaisse les moyens de se défendre contre cette contagion.

Rien d'étonnant que le public n'ait pas encore appris, vis-à-vis du mal tuberculeux, à se tenir à égale distance de l'insouciance dangereuse comme des peurs inconsidérées, et en arrive parfois à une *phtisiophobie* aussi maladroite qu'inhumaine !

Et pourtant, les modes de contagion de la tuberculose sont assez bien déterminés pour que le public sache la tuberculose maladie *évitable*, et ne doive plus ignorer la manière de se préserver.

Cette ignorance du public est, du reste, entretenue par la tenue de maintes Administrations publiques et de maints Services d'États dont l'insalubrité met, chaque jour, en péril leurs employés.

La mentalité hygiénique des individus et des collectivités n'est pas seulement en défaut quand elle ignore le *déterminisme* de la tuberculose, mais aussi quand elle méconnaît l'importance des causes prédisposantes et aggravantes. A ce point de vue, notamment en ce qui concerne l'habitat, ni l'aisance, ni la fortune des classes bourgeoises, aisées ou riches, ne les mettent — contrairement à ce que tant de gens pensent — en garde contre la tuberculose, puisque « l'infection, par le tuberculeux, peut faire des chambres du plus somptueux hôtel, jamais désinfectées, une habitation insalubre (1) ».

Le surmenage et la course à la fortune ne sont pas sans prendre leur part d'adjuvance dans la diffusion de la contagion tuberculeuse : l'énervement, l'agitation, la fatigue, les insomnies de certains arrivistes dépriment l'organisme qui, maintes fois exposé, finit par faiblir et se laisser infecter.

Il en est de même, par d'autres procédés et pour d'autres raisons, **de la misère.**

(1) L. LANDOUZY, Rapport à la Conférence internationale de Vienne, sur les Voies de pénétration de la tuberculose. *La Revue de la Tuberculose*, octobre 1907.

Celle-ci impose à la famille toutes les privations imaginables lui refusant jusqu'au pain quotidien. La misère, par l'alimentation déficitaire, par l'habillement insuffisant, par la pestilence du taudis, mène à la détresse morale et à la faillite physique. En pareilles conditions, quelle barrière élever contre les contages, quelle résistance opposer à leurs atteintes?

En somme, cette longue revue des **facteurs sociaux étiologiques** de la tuberculose, montrant que leur rôle, toujours et partout, se ramène à faciliter, entretenir et diffuser la contagion, corrobore la conclusion, tirée, il y a sept ans déjà, d'une pareille étude par le Dr Romme: « *Dans notre société, la tuberculose est fonction des conditions économiques de l'individu* (1). »

Encore, notre longue revue des facteurs sociaux étiologiques de la tuberculose prouve qu'ils n'ont pas tous même importance ; et que, s'il fallait leur attribuer un coefficient, le plus fort des coefficients s'appliquerait au **logement**.

La moralité de notre étude est que la salubrité de l'habitat (familial ou collectif) devient l'axe sur lequel repose le meilleur de la prévention de la phtisie. C'est pourquoi la guerre faite au taudis, *par mesures administratives* (en attendant certaines mesures légales), est le plus sûr des moyens de Défense antituberculeuse. C'est pourquoi, aux cris de ralliement de tous les phtisiologues : « **guerre au bacille** ! par l'air, la lumière, la propreté, par le désencombrement et la désinfection », les sociologues répondent par : « **guerre au taudis** » !

Le *primum movens* de la lutte antituberculeuse est donc l'organisation, scientifiquement voulue et fermement conduite, de la Prophylaxie. N'est-il pas meilleur, plus facile et moins onéreux de prévoir et d'empêcher, que de guérir?

On comprend que pareille prévention soit du ressort de la **thérapeutique sociale**, alors que demain, comme hier, continueront de ressortir à la thérapeutique médicale les soins à donner aux tuberculeux.

Cette orientation, en partie double, de la lutte contre la tuberculose que réclament les meilleurs esprits :

1° thérapeutique sociale, appliquée à la tuberculose ;

2° thérapeutique médicale, appliquée aux tuberculeux ;

s'est montrée vraiment opérante aux pays Scandinaves.

Dans le reste de l'Europe, on pourrait se demander si le défaut d'organisation en partie double de la lutte antituberculeuse ne tient pas à ce que l'opinion publique n'a pas été suffisamment agitée autour de cette question, pourtant devenue mondiale?

---

(1) Dr L. Romme, Les conditions économiques dans l'étiologie sociale de la Tuberculose. *Rapport à la quatrième Section du Congrès international de la Tuberculose*, Paris, 1905.

Pour parler seulement de la France, est-ce que, chez nous, on pourrait dire que l'esprit public se soucie suffisamment de la maladie sociale ? Combien, chez nous, l'esprit public est, à cet égard, loin de l'émotion qu'il ressentit naguère à la venue du phylloxera !

Combien serait défavorable la comparaison que nous pourrions faire entre la manière, parfois draconienne, dont l'Administration, l'État, la Loi se sont, chez nous, attaqués à la terrible épiphytie importée d'Amérique, et la lutte engagée contre la phtisie ! Où, quand, sous quelles formes, par le moyen de quels subsides — en dehors des initiatives privées — a-t-il été organisé scientifiquement, suivant un plan d'ensemble, quelque chose contre la tuberculose humaine? Et pourtant, la tuberculose nous a coûté, au bas mot, cinq millions de vies humaines depuis 1867, depuis quarante-cinq ans, depuis le jour où, s'attaquant avec vigueur au phylloxera, on se mit, de par la Loi, à raser plus d'un million d'hectares de nos vignobles !

Disons, d'abord, que **la thérapeutique sociale** sera efficace le jour seulement où l'esprit public averti aura compris ce qu'est la maladie sociale, aussi bien dans ses manières d'attaque, que dans nos moyens de défense.

De même qu'hier, les mains tenaces et bienfaisantes de Armauer Hansen réussissaient l'extinction de la lèpre norvégienne, la thérapeutique sociale vaincra la tuberculose, le jour où on se décidera à vouloir s'attaquer à tous les foyers de tuberculose ; quand, dans la famille, dans le taudis, dans toutes les collectivités, comme dans la rue, on se mettra en travers de la diffusion des contages ; quand à cette œuvre de salut national travailleront les Mœurs, les Règlements administratifs et les Lois.

Nous serons forts contre le péril commun le jour seulement où, par l'éducation hygiénique reçue, par les mœurs devenues *sanitaires*, par les principes de solidarité inculqués, nous aurons, avec l'instinct du mal à éviter, la conscience des devoirs à pratiquer.

La thérapeutique sociale triomphera quand, en un faisceau compact, se réuniront les efforts réfléchis des individus, des familles, des mutualités, des corporations, des syndicats et des pouvoirs publics. Pareille union ne sera possible qu'après éducation de toutes les classes de la société, celles-ci ayant été bien averties, que toutes, sans exception, en matière de contagion bacillaire sont solidaires, comme en les risques, bons ou mauvais, que courent les collectivités.

C'est pourquoi, dans la lutte antituberculeuse, le premier des *moyens sociaux de défense* est l'*Education*.

L'**Éducation** visera deux objets :
le premier, nous donner une mentalité hygiénique *générale* qui soit notre sauvegarde contre les infections et les intoxications évitables ;

le second, nous donner une mentalité spécialement avertie de toutes les choses regardant la tuberculose, évitable et curable.

A ce point de vue, en France, comme en tous pays civilisés, les programmes de toutes les écoles devront comporter, en plus des éléments d'**Hygiène générale**, un **double enseignement antituberculeux et antialcoolique** : la tuberculose et l'alcoolisme étant rapprochés dans l'enseignement scolaire, comme ils sont associés dans leurs méfaits.

Je dis que, parmi les moyens dont dispose la thérapeutique sociale, l'**Éducation** est le premier en date, comme en importance.

Prenant l'enfant aux impressions naissantes des sens et de l'esprit, l'éducation ne créera-t-elle pas chez l'enfant, l'homme de demain, l'instinct et les habitudes hygiéniques? C'est en quoi l'éducation obligatoire de l'Hygiène sera donnée : à l'école primaire (1), aux écoles secondaires, aux collèges de garçons, aux lycées de filles, à l'école ménagère, à l'école du soldat, aux écoles supérieures, en un mot, **dans toutes les écoles.**

Le maître y enseignera, en un langage approprié à son auditoire, ce que doit être la salubrité du lieu dans lequel nous vivons ; ce que doivent être la propreté et la sobriété sans lesquelles il n'y a de sécurité pour personne.

De même, dans toute classe de filles, par des leçons d'**éducation ménagère**, l'enfant sera pratiquement instruite de ce que doit être la propreté du corps, la propreté de la maison, la salubrité de l'alimentation ; afin que, dès l'école, la fillette prenne des instincts, comme des habitudes dont, jeune femme, elle fera bénéficier sa nouvelle famille. Chaque fois, disait Jules Simon, que l'on instruit une femme, n'est-ce pas une petite école que l'on fonde? Parlant de la première éducation, J.-J. Rousseau n'écrivait-il pas : « C'est l'éducation première qui importe le plus ? »

Ce sont les jeunes mères averties (2), qui, pour garer leurs enfants de la promiscuité et des caresses des tousseurs, arboreront, à l'exemple des mamans anglaises, au chapeau des bébés, la devise « *Kiss me not* » ; ce sont les jeunes mères averties qui feront aérer et ensoleiller le lit et la chambre des enfants, se souvenant du proverbe: «Là où n'entre pas le soleil, entre le médecin ».

L'éducateur, en un langage adapté à ses auditeurs, développera cette pensée, servant à la fois la plus haute moralité et le plus étroit égoïsme, que l'on n'a guère que la santé que l'on mérite : les peuples, par les lois imposées ; la famille, par les mœurs sanitaires pratiquées ; l'individu, par son éducation morale et physique : *mens sana in corpore sano.*

C'est pourquoi, il faut que la santé et la force, c'est-à-dire la résis-

(1) L. LANDOUZY. Ce que peut l'École primaire pour l'Éducation hygiénique individuelle, familiale et publique; Conférence, in *Bulletin de l'association amicale des Instituteurs et Institutrices, de l'Aube*, Troyes, août 1911.

(2) L. LANDOUZY, La tuberculose maladie sociale. *Conférence de la Société des Amis de l'Université, faite à la Sorbonne*, 5 mars 1903.

tance au travail et la résistance à la maladie, soient considérées, enseignées et honorées comme des vertus ! Vigueur morale et vigueur physique ne sont-elles pas au premier rang de nos devoirs familiaux et sociaux ? Ne sont-ce pas des vertus sociales, dans le sens latin du mot (*virtus*, force du corps et de l'âme), la santé et la vigueur ; puisque la faiblesse, la maladie et l'invalidité de l'un quelconque des membres d'une famille, d'une corporation, d'une mutualité accroissent les charges de la communauté ?

A ce propos, je dirais que l'enseignement antituberculeux, comme, du reste, l'enseignement antialcoolique, devrait faire partie obligatoire de l'enseignement postscolaire. La défense sociale contre la tuberculose et l'alcool gagnerait à prendre, par delà l'école, dans tous les milieux, aux yeux du public, la forme de *leçons de choses*. Celles-ci ne seront jamais données meilleures que dans un **Musée de la Tuberculose et de l'Alcool**. A pareille affirmation m'amenait le succès éducateur obtenu à Paris, lors de notre Exposition internationale de la tuberculose inaugurée au Grand Palais des Beaux-Arts par M. Loubet, Président de la République.

C'est après avoir constaté le succès de notre Exposition, visitée en quinze jours par plus de 100 000 personnes de toutes conditions et de tous âges, que je réclamais pour qu'un Musée (1) permanent de **La Vie** fût installé à Paris. Je rêvais que le grand public eût constamment à sa portée des notions d'Hygiène morale et physique, saisies et gardées par l'œil.

C'est ce que, à l'instar de ce que nous avions fait à Paris en 1905, Washington réalisait pour la tuberculose en 1908. C'est ce que, avec un éclat incomparable, organisait Dresde, l'an dernier ; c'est ce que, Messieurs, aujourd'hui encore, réalise votre Exposition internationale d'Hygiène sociale dans le cadre si imposant du château Saint-Ange. M'est avis que des **musées** permanents de **la Vie**, comme les **Expositions de la tuberculose** serviraient, mieux que tous les livres et les manuels, les intérêts de l'Hygiène générale et de la Prophylaxie antituberculeuse.

Dans la grande école qu'est l'**Armée**, officiers et sous-officiers recevront, eux aussi, le triple enseignement hygiénique (hygiène générale, antituberculeuse, antialcoolique), afin de donner à leurs troupes une éducation intégrale. Éducation d'autant plus nécessaire, que la vie militaire devient, en tous pays, occasion d'éclosion de tuberculose, autant, si ce n'est plus, qu'occasion de contagion.

Sans paradoxe, on peut dire que, si dans les vieilles casernes contaminées, et jamais désinfectées, se gagnait la tuberculose, bien des choses ont (pathogéniquement parlant) modifié la morbidité tuberculeuse

---

(1) L. Landouzy, Aperçus de Médecine Sociale, in *La Revue de médecine*, novembre, 1905.

militaire. Chez nous, par exemple, la tuberculose est moins fonction de contagion contractée à la caserne, que fonction d'éclosion, à la faveur d'éléments sociologiques avec lesquels l'Armée n'avait pas autant, autrefois, à compter :

Accroissement du contingent ;

Sélection peu ou pas sévère ;

Parvi-natalité de la nation ;

Endurance moindre des recrues, par moindre vigueur de la race ;

Atermoiement mis par le Commandement à envoyer en congé les convalescents ou les fatigués ;

Conditions d'entraînement que font plus dur aux soldats certaines transformations de la vie moderne ;

Obligations du service dont la durée est écourtée.

Aujourd'hui, que les machines réduisent singulièrement, dans les campagnes aussi bien que dans les villes, le travail de force imposé, à la majeure partie des ouvriers ; aujourd'hui que la multiplicité des moyens de transport (chemins de fer de petite communication, tramways de pénétration, bicyclettes) a déshabitué la plupart de nos recrues de faire des efforts musculaires prolongés, comme de marcher; la vie de caserne, bien plus qu'autrefois, devient l'occasion de surmenages. Les dépenses musculaires imposées, du jour au lendemain, au régiment, ne sont-elles pas, pour la plupart des *bleus*, toutes autres que le travail auquel, dans le civil, ils se livraient la veille, dans la famille, à l'atelier, à l'usine, au comptoir, au bureau, au magasin, comme dans les écoles professionnelles ? C'est en cela que seront d'utile suggestion les Congrès internationaux d'Education Physique ; c'est en cela, que toutes les Œuvres : de Renaissance physique ; de Préparation militaire ; de Sports, de Gymnastique ne sauraient être trop encouragées. C'est en cela, que le développement physique devrait avoir sa large place dans les programmes d'éducation nationale. Les transformations de l'industrie, le développement du machinisme réduisant de plus en plus, dans les villes et dans les campagnes, le travail musculaire, il faut, par l'éducation physique, donner aux adolescents la robustesse de constitution et la vitalité de tempérament qu'ont connues nos aînés. N'est-ce pas à la faveur du surmenage inévitable du régiment, — auquel rien ne prépare nos fils, — que se réveillent de légères lésions tuberculeuses écloses dans l'enfance et, jusqu'à l'entrée à la caserne, endormies (1) ? C'est même ce surmenage imposé par les Instructeurs (du fait de la réduction des années de service), que nous avons dénoncé comme

(1) Voir, Rapport sur la Prophylaxie de la Tuberculose dans l'armée, par M. Lachaud, député ; *Chambre des Députés*, 19 décembre 1901.

Voir La Tuberculose et l'Armée : traitement social des Tuberculeux de l'Armée, par G.-H. Lemoine, médecin inspecteur de l'Armée. *Rapport présenté au Congrès international de la Tuberculose de Rome*, in *Revue de la Tuberculose*, avril 1912.

responsable du maintien de la morbidité tuberculeuse, en dépit des mesures hygiéniques introduites dans la vie de caserne. Pour excellentes que soient les mesures d'hygiène édictées par les Conseils de Santé, on conçoit qu'elles ne puissent pas grand'chose contre les éclosions de tuberculose, réveils d'un microbisme latent.

En pareille matière, il aurait fallu, de la part du Recrutement, pouvoir ne verser au contingent que les éléments **excellents** (comme cela se fait dans les pays dont la population est en progression constante), alors que le prélèvement s'opère sur les éléments **passables** ou **médiocres** des populations à natalité décroissante.

Pour ce qui est de l'**éducation pratique antituberculeuse** proprement dite, elle devra se répandre partout, puisque partout, tous tant que nous sommes, la contagion nous guette.

L'éducation *pratique* antituberculeuse sera donnée : de façon à faire connaître la tuberculose sous son double aspect, de maladie évitable et curable; de façon à enseigner la manière de garer, dans la famille et dans les collectivités, les gens bien portants, des gens atteints; de façon à ne laisser regarder par personne la tuberculose, ni avec indifférence pernicieuse aux individus, aux familles et à la société ; ni avec frayeur, inhumaine conseillère, poussant à traiter les tuberculeux en parias.

Cette éducation, chez nous, se répand de tous côtés, grâce aux Ligues, aux Associations, aux Consultations antituberculeuses qui, en tête de leurs programmes, mettent la **préservation** contre la **tuberculose**. Au premier rang de ces Œuvres se placent la Ligue française contre la tuberculose et la Société de Préservation contre la tuberculose — par l'Éducation populaire — avec leur président Dr Armaingaud, et Dr J.-J. Peyrot.

Pareille éducation est encore, sous forme de leçons de choses, chaque jour donnée, dans tous les pays, qui ont adopté le Dispensaire type Calmette pour en faire : un merveilleux organe de Défense contre la tuberculose, d'Assistance des tuberculeux, comme d'Information sanitaire.

Pareils Dispensaires sont des Offices sanitaires, disposés en grand'-gardes, si l'on peut ainsi parler, pour connaître et surveiller les foyers de tuberculose, autant que pour assister les tuberculeux.

La mission du dispensaire, telle que la pratiquent, entre autres, à Paris : le Dispensaire A. Robin et Siegfried, de Beaujon; le Dispensaire Léon Bourgeois, de l'hôpital Laënnec, est :

de dépister, de reconnaître et d'avertir le néo-tuberculeux ;

de l'assister chez lui, si possible, et cela de toutes façons : subsides alimentaires en nature; prêts de lit, de linge; bons de chauffage; distribution de crachoirs; conseils d'hygiène donnés en langage familier; désinfection du linge apporté contaminé, emporté blanchi en sacs fermés; désinfection de la chambre du tuberculeux assisté (sous prétexte de la laver et de la blanchir).

La mission du Dispensaire est encore de convoyer sur les services hospitaliers spécialisés, les malades atteints de tuberculoses ouvertes ; comme de diriger sur les Sanatoriums ceux des tuberculeux dont les lésions se sont arrêtées, et dont l'état général demande à être remonté.

Les Dispensaires ont paru s'adapter si bien à leurs fonctions d'offices d'éducation antituberculeuse, de prévention, d'assistance et d'information sanitaire, que, on s'en souvient, le Congrès de Londres, déjà, en avait voté l'application désirable pour toutes les villes ouvrières.

Plusieurs de ces Dispensaires ont particulièrement montré le rôle efficace que tiennent pareils Offices dans notre Armement antituberculeux. C'est, notamment, au dispensaire Émile Roux, de Lille, qu'il faut rapporter la baisse de la tuberculose lilloise, pendant que la maladie sociale ne diminuait pas dans le reste du département du Nord.

De même, c'est aux Dispensaires de Mlle Chaptal, et à leurs annexes, qu'il faut rapporter la diminution que ne cesse de marquer dans sa morbidité générale et tuberculeuse le quartier de Plaisance, l'un des plus déshérités et des plus éprouvés de la capitale (1). Il en est de même du Dispensaire-sanatorium J. Rouve-Taniès qui, sous la direction du Dr Héricourt, remet en guérison « économique » nombre d'ouvriers et d'employés du XXe arrondissement de Paris.

Pour excellents que soient les Dispensaires, leur tâche serait limitée, si on ne prenait soin de leur rattacher une série d'annexes : aériums, sanatoriums, colonies de vacances, écoles de plein air, hôpitaux marins, etc., qui décuplant leur action, font d'eux à la fois des **organes de Prophylaxie**, d'Assistance, de Cure et d'Information sanitaire.

C'est sur ce plan de Défense intégrale antituberculeuse qu'a été conçue l'organisation du nouveau Dispensaire Léon Bourgeois, annexé à l'hôpital Laënnec de Paris.

Les tuberculeux qui se présentent, chaque jour, matin et après-midi, à la consultation sont sélectionnés, en vue de leur donner :

1° L'assistance à domicile, surveillée par des infirmières visiteuses ;

2° La cure en galeries (de neuf heures du matin à cinq heures du soir) avec alimentation appropriée ;

3° La cure en sanatorium de campagne, à l'hospice de Brévannes ;

4° Le placement des enfants sains, nés de parents tuberculeux, par l'Œuvre de Préservation Grancher ;

5° Le traitement dans les services spécialisés des hôpitaux parisiens ;

6° L'admission, aussi rapide que possible, dans des hospices suburbains qui ne sauraient être trop grand ouverts à tous les phtisiques incurables (2).

---

(1) Mlle CHAPTAL, *Communication à la quatrième Section du Congrès international de la Tuberculose*, Paris, 1905.

(2) Cette catégorie de tuberculeux — qui sont encore légion dans les services généraux des hôpitaux de Paris — doit être d'autant plus vite isolée qu'il y va,

Le **Sanatorium**, instrument de cure, tel que nous l'employons en France, est un organe de prompt secours réservé aux tuberculeux débutants.

C'est à ceux-ci que profitera le plus d'avoir été immédiatement placés en dehors de toutes les circonstances qui étendraient et continueraient les lésions tuberculeuses fraîchement écloses.

Pour primordiale que soit la tâche du sanatorium de remettre en santé *économique*, et d'éduquer les tuberculeux curables, on conçoit que, médiatement et par surcroît, le sanatorium travaille également à la **Prévention** de la tuberculose. Ainsi la fonction du sanatorium est double : agent de **thérapeutique médicale**, il devient aussi agent de **thérapeutique sociale**. Le sanatorium appartient donc aux moyens de Défense contre la tuberculose, aussi bien qu'il rentre dans la catégorie des moyens d'Assistance à donner aux tuberculeux. Par l'éducation hygiénique reçue dans la maison de cure, nuls ne deviendront, à l'atelier, au comptoir, au bureau, au magasin, comme dans la famille, meilleurs propagandistes que les pensionnaires des sanatoriums après y avoir, durant de longs mois, vécu les *leçons de choses* données par l'enseignement antituberculeux mutuel (1).

C'est que, en effet, l'éducation antituberculeuse est une des fonctions importantes de nos sanatoriums. Il convient de rappeler ici, que, en France c'est surtout à titre éducateur, préventif — vis-à-vis de la famille du néo-tuberculeux — et thérapeutique, qu'ont été créés les sanatoriums, tel, par exemple, le Sanatorium de Bligny près Versailles qui, en ce moment, assiste deux cent quarante adultes des deux sexes.

Vous pourrez, Messieurs, juger du dispositif et du fonctionnement de ce sanatorium d'après les plans et les graphiques réunis dans la Section française de l'Exposition internationale d'Hygiène sociale.

J'appelle votre attention sur l'une des originalités de cette maison ; sous le nom « d'Amicale de Bligny » elle possède un organe répondant à une fonction d'assistance nouvelle. L'*Amicale* forme une Association des malades et anciens malades, association établissant entre eux et le sanatorium un centre de relations et de secours. Ces relations font que, restant en contact avec nos clients, nous savons de quelle efficacité durable aura été le traitement suivi chez nous.

Pour ce qui est des secours, l'Amicale met des « *Bourses de santé* » temporaires, en argent, à la disposition des anciens malades dont les ressources menaceraient d'être insuffisantes avant que le sanatorié guéri pût retrouver le salaire procuré par l'emploi ou le métier momentanément abandonné.

dans l'assistance à leur donner, d'une question d'humanité autant que d'une question de salut public. N'est-ce pas le séjour des phtisiques dans la famille, auss bien que leur passage dans toutes autres collectivités qui fait la pérennité de la Tuberculose ?

(1) L. LANDOUZY, Notes d'un voyage médical en Danemark, 1904 ; *IIIe Conférence internationale contre la Tuberculose*, à Copenhague.

Si nombre de malades bacillaires ou tuberculeux, dans le peuple, deviennent phtisiques, en dépit de tant de sommes dépensées par l'Assistance publique et privée ; c'est que, maladroitement, trop tard, on applique aux poitrinaires ce qu'il aurait fallu faire, sans marchander, alors que les malades commençaient leur infection tuberculeuse. La cure précoce en sanatorium aurait eu un autre avantage, celui-ci social ; l'avantage d'empêcher les tousseurs de contaminer leur entourage et de déverser leurs contages au milieu des collectivités, comme sur la voie publique.

Ainsi compris, le **Sanatorium** tient une des premières places dans tout Armement antituberculeux. Ainsi, du reste, en jugeait le roi Édouard VII, il y a dix ans déjà, alors qu'il décidait et surveillait, sur le sol britannique, l'édification des premiers sanatoriums d'adultes.

Les **dispensaires** ne devraient pas être seuls à dépister les foyers de bacillose anciens ou naissants. En attendant la déclaration obligatoire des tuberculoses ouvertes que toutes les Associations nationales contre la tuberculose mettent à l'ordre du jour de leurs études, il n'est que temps, par le jeu de Règlements administratifs, de s'ingénier à trouver le moyen de signaler aux Offices sanitaires tous les **décès par tuberculose**, comme tous les **cas de tuberculose ouverte**. On arriverait ainsi, dès demain, à connaître la plupart des foyers de contagion. De cette façon commencerait à s'organiser efficacement l'Assistance des tuberculeux, autant que la Prophylaxie de la tuberculose.

Il suffirait, pour réussir pareille entreprise — en attendant mieux — de se rappeler ce qui longtemps s'est fait, au moins en France, pour la Vaccination jennérienne, avant que la Loi rendît obligatoires la vaccination et la revaccination. Exigée, à l'école publique ou privée ; dans les administrations, dans les chemins de fer, dans les ateliers ; pratiquée à la caserne, la vaccination atteignait, en fait, presque tout le monde ; ce que nous ne pouvions pas faire légalement, nous l'obtenions administrativement.

Ainsi pourrait-il être fait en matière de défense contre les tuberculoses ouvertes par le seul jeu de mesures administratives faciles à prendre.

Cette déclaration, quoique non encore imposée par la Loi, permettrait la surveillance de beaucoup des foyers tuberculeux. Celle-ci, comprenant bien d'autres choses que la désinfection proprement dite, faciliterait d'aller faire sur place, chez tous les **assistés**, **l'éducation du malade et de son entourage.**

Le tuberculeux assisté, ainsi dépisté, recevrait, soit dans les dispensaires, soit à domicile, soit dans les sanatoriums, soit dans les hôpitaux spéciaux, soit enfin dans les hospices d'incurables, tous les soins nécessaires par l'intermédiaire d'Offices sanitaires organisés par les Communes, par les Départements ou l'Etat. Ces mêmes Offices seraient chargés de répartir, pour invalidité du chef de famille, des secours à la femme et aux enfants du malade.

De la sorte — en attendant que des vœux, maintes fois formulés chez nous, comme en tous pays civilisés, se réalisent — on parviendrait à pallier les très graves méfaits de la non déclaration des décès tuberculeux, et des tuberculoses ouvertes. On s'approcherait ainsi du régime sanitaire idéal que possèdent certaines nations, le Danemark, la Suède et la Norvège, par exemple ; régime sanitaire que pratique, depuis cinq ans, le District de Columbia (États-Unis d'Amérique), avec sanction pénale, puisqu'il punit, d'une amende de 25 dollars, toute personne « violant la stipulation d'enregistrer tous les cas de tuberculose dans le District » ; régime sanitaire que, depuis la loi Crispi, pratique, au moins partiellement, l'Italie ; et que, depuis les premiers mois de cette année, pratique le Royaume Uni d'Angleterre, d'Écosse et d'Irlande.

Une prophylaxie de la Tuberculose, pour être complète, c'est-à-dire vraiment efficace, ne doit pas se borner à la **déclaration et à la désinfection** des foyers familiaux et collectifs ; elle doit, avant tout et surtout, prévoir et empêcher la contagion ; et, pour ce, réaliser le logement, l'atelier, le magasin, le bureau **salubres**.

Les pouvoirs publics **doivent**, par tous les moyens possibles, encourager le mouvement commencé dans ce sens par l'initiative privée.

C'est par le logement aéré, ensoleillé, non encombré, c'est-à-dire **salubre, accessible à l'ouvrier, à l'employé, aux familles nombreuses**, que la Société philanthropique de Paris ; l'Œuvre des habitations à bon marché ; la Société anonyme des Logements économiques et d'Alimentation de Lyon ; les Coopératives de logement ; les Fondations Rothschild ; les Fondations Fouret, Broca et tant d'autres, servant si bien l'hygiène du monde où l'on pâtit, travaillent chez nous, depuis des années déjà, à la disparition du taudis.

On peut prophétiser que du jour où disparaîtra la **maison maudite** — d'où se sauve l'ouvrier pour courir au cabaret — datera la grande bataille gagnée sur la tuberculose, comme sur l'alcool.

C'est ce que, en France, proclament depuis longtemps les phtisiologues, les philanthropes, les économistes et les sociologues. C'est ce que, parmi ces derniers, enseignaient les Léon Say, les Georges Picot, les Paul Brouardel, les Cheysson, les Levasseur, etc. C'est ce que proclament les d'Haussonville, les Auguste d'Arenberg, les Alexandre Ribot, les Charles Benoist, les Jules Siegfried, les Henry Joly, les Joseph Reinach, les Paul Leroy-Beaulieu, les Paul Strauss, les F. Buisson, les J.-J. Peyrot, les Fuster, les Ferdinand Dreyfus, les Victor Dubron, les Armaingaud, les Léon Labbé, les Ambroise Rendu, les Mirman, les Augustin Rey (1), l'abbé Lemire...., comme tous ceux qui, par la maison avenante et salubre, croient à la rénovation du foyer familial.

(1) Voir A. REY : Le cri de la France : des logements ! La gravité de la crise ; les grands remèdes. Préface de Léopold Mabilleau, Paris, 1912.

C'est pour cette grande **Œuvre** d'assainissement moral et physique que M. Léon Bourgeois, Ministre du Travail et de la Prévoyance sociale, dresse tout un plan de mesures législatives (1) dont nous attendons la réussite de par la haute autorité que le Président de l'Association internationale contre la Tuberculose a su conquérir au Parlement, comme partout ailleurs (2), où il défend la cause de la Solidarité et de l'Hygiène sociales.

Ce plan de mesures législatives applicables aux habitations à bon marché vise :

1º L'assainissement des habitations existantes ;

2º L'expropriation de maisons ou de quartiers pour cause d'insalubrité ;

3º L'obligation pour les Villes de dresser des plans d'extension et d'embellissement..., l'embellissement devant faire la part de l'Hygiène, autant que la part de l'Esthétique ;

4º L'intervention des Communes et des Départements dans la construction de petits logements ;

5º L'institution d'organismes administratifs nouveaux, « d'**Offices de construction et gestion de maisons à bon marché** »; offices assimilés aux Hospices et Bureaux de bienfaisance, et qui auraient spécialement pour objet « la construction et la gestion de Maisons à bon marché et des Œuvres annexes, telles que buanderies, bains-douches, garderies d'enfants, mutualités maternelles, terrains de jeux, cités-jardins, etc., etc. » Ces Offices, dépendant du Ministère de l'Intérieur, auraient un Conseil d'Administration qui, gérant leur patrimoine, pourrait accorder des encouragements spéciaux aux maisons qui, en certain nombre, contiendraient des logements pour familles nombreuses ;

6º L'extension, aux Œuvres d'Habitations à Bon Marché, des facultés de placement accordées aux Caisses d'épargne ;

7º La possibilité de faire participer les Sociétés de secours mutuels à l'Œuvre de l'Habitation salubre ;

8º L'habilitation des Communes à faciliter spécialement le logement des familles nombreuses ; les Communes recevant de la Loi, à cet effet, la faculté d'allouer des subventions spéciales, soit aux Sociétés d'Habitations à Bon Marché, soit aux Offices d'Habitations à Bon Marché, pour la construction de logements spécialement destinés aux familles nombreuses.

L'application de pareilles mesures législatives permettrait d'engager partout la lutte vraiment efficace contre le taudis. Elle permettrait de

_____

(1) Voir le **Rapport**, fait au nom de la Commission d'Assurance et de Prévoyance sociales, sur le projet et les propositions de Loi concernant les **Habitations à bon marché**, par M. L. Bonnevay, député. Annexe au procès-verbal de la deuxième séance du 29 mars 1912, de la Chambre des Députés.

(2) LÉON BOURGEOIS : La Solidarité.

réaliser, entre autres, les bonnes dispositions de la Ville de Paris, voulant employer 200 millions : à la construction de maisons salubres à bon marché ; à la création de terrains de jeux et d'espaces libres, nouvelles **servitudes sanitaires** qui, sur nos fortifications désaffectées, prendraient la place des servitudes militaires.

Pareilles habitations salubres, accessibles aux budgets ouvriers, ouvertes demain à la population nécessiteuse, deviendraient des organes à la fois d'Assistance et de Défense sociales, pourvu que les « **Offices de construction et de gestion** » de ces Maisons à Bon Marché s'engagent, vis-à-vis d'eux-mêmes, comme vis-à-vis des locataires, à exercer sur leurs immeubles **pleine surveillance de salubrité**. Rien ne sert, en effet, de construire des maisons salubres, si on ne tient la main à ce que, livrés salubres, les logements ne deviennent pas insalubres, parce que *infectés*.

Il appartiendra aux Offices, non seulement de veiller au maintien de la propreté des immeubles, mais encore à leur salubrité : cela, en convoyant vers les Dispensaires, les Sanatoriums ou les Services spécialisés des hôpitaux, tout locataire atteint de tuberculose ouverte, absolument comme s'il s'agissait d'un cas de diphtérie, de fièvre typhoïde ou de scarlatine que, d'urgence, on dirige automatiquement sur l'hôpital.

En pareille occurrence, les Offices, pratiquant la désinfection du logis quitté par le tuberculeux, en même temps qu'ils deviennent **organes d'information sanitaire**, combleront, pour leur part, les lacunes de la non-déclaration obligatoire de la tuberculose.

Par surcroît, les **offices** prenant l'initiative des mesures d'hygiène qui devraient se généraliser à tous les milieux collectifs, feront dans leurs immeubles une désinfection *annuelle*, sans compter la désinfection lors de chacun des changements de locataire, celui-ci n'aurait-il pas été malade.

Cette précaution sanitaire, prise — ne serait-ce qu'au titre de leçon de choses — dans toute habitation à bon marché, servirait plus la santé publique que le ravalement des façades des maisons périodiquement imposé par les Règlements de Police des grandes villes. Une fois l'an, mieux vaudrait un ravalement *intérieur* (c'est-à-dire un nettoiement) des maisons à population nombreuse, comme **de tous les locaux collectifs** : bureaux, ateliers, usines, écoles, casernes ; mieux, dis-je, vaudrait, annuellement, pareil nettoiement que les ravalements extérieurs de nos maisons dont les avantages sanitaires n'apparaissent évidents à personne.

Par l'exemple de l'Angleterre, on peut préjuger des bienfaits que nous vaudra le vote du projet de Loi déposé au Parlement français, tendant à modifier et à compléter notre Loi d'avril 1906, sur les Habitations à Bon Marché.

En vingt ans, par de sévères prescriptions d'Hygiène, l'Angleterre n'a-t-elle pas vu le chiffre de la mortalité tuberculeuse s'abaisser de

40 p. 100 ; l'Ecosse, de 35 p. 100 ; l'Irlande — pays de misère — de 20 p. 100 ; la diminution atteindre jusqu'à 40 et 50 p. 100 dans les grandes villes, telles que Londres et Edimbourg ? (1)

Tandis que le rapport entre la mortalité par tuberculose et la mortalité générale est descendu à 9 p. 100 à Londres, cette proportion atteint encore 20 p. 100 à Paris ! Et cependant, rien ne milite, *à priori*, en faveur de l'Angleterre pour expliquer cette faible mortalité ; le climat est froid et humide, le soleil rare, les brouillards légendaires, la population des centres industriels y est plus dense que chez nous, la misère plus cruelle !

L'heureux résultat, dévoilé par les statistiques du Royaume-Uni, ne prouve-t-il pas beaucoup de choses ?

La première, comme je le disais au début de ma conférence, que les facteurs sociaux n'ont, dans la pathogénie de la tuberculose, qu'un rôle de coefficients. La seconde, que les Lois et les Règlementations sanitaires, **pourvu qu'on les applique**, sont capables de lutter contre la tuberculose ?

C'est aussi que la Police sanitaire Britannique veillait à la déclaration obligatoire de la tuberculose pulmonaire chez tous les malades assistés, à l'isolement des écoliers tuberculeux ; à la surveillance impitoyable du lait ; à la création de **garden-cities**, comme à la sauvegarde des parcs existants. Tout cela, d'une part, concourait à la diminution du nombre des foyers de tuberculose ; d'autre part, concourait à la moindre nocivité des foyers existants, puisque ceux-ci étaient surveillés et désinfectés dès la **déclaration faite**.

C'est aussi que, en quinze années, l'Angleterre dépensait **trois milliards** employés, tant à la destruction de quartiers et de logements insalubres, qu'aux mesures de **désinfection** sagement édictées et, ce qui est mieux encore, rigoureusement appliquées.

Non contente de pareils efforts et de pareils résultats, l'Angleterre vient de faire un pas décisif dans la lutte contre la tuberculose, **spécialement orientée vers la Prévention**. Le gouvernement de M. Loyd George, obtenant, l'an dernier, un vote de projet de Loi d'Assurance contre la Maladie Sociale, mettait à la disposition des Comités un fonds de 40 millions pour la lutte antituberculeuse, en même temps qu'il édictait la **Déclaration** et la **Désinfection obligatoires**, à partir du 1er janvier 1912.

Ainsi avisait également, l'an dernier, l'Allemagne, pas assez satisfaite non plus, du recul de la tuberculose établi par la statistique de Prusse. En 1875, on comptait 88.122 décès, soit 31,9 pour 10.000 habitants ; en 1908, 63.320 ; en 1909, 60.871 ; en 1910, 60.479, soit 15,29 pour 10.000 habitants !

La proportion parut encore trop forte : aussi, dans un canton de

(1) Conclusions de la Thèse inaugurale du Dr MAURICE GUERBET, Paris, 1911.

Hanovre où la tuberculose sévissait plus particulièrement, fut-il résolu, à la suite d'une enquête du professeur Jakob, de Berlin, de bâtir des maisons salubres. Le Conseil cantonal engagea les capitaux nécessaires, au taux de 3 1/2 pour 100, avec amortissement annuel de 2 p. 100 seulement. L'initiative privée intervint dans l'affaire. Pour couvrir les pertes que ce mode de placement pourrait entraîner, le duc d'Arenberg s'engageait à verser, pendant trente ans, annuellement, 500 marks !

Ces 40 millions, que j'ai dit mis, hier, par le Gouvernement anglais, à la disposition des Comités, rappellent les 20 millions que l'État de Pensylvanie versait, il y a cinq ans, au compte de la Prévention de la Tuberculose, et cela, pour une seule des provinces de l'Union américaine du Nord !

Si grandes que soient pareilles sommes (que, demain, tous les pays civilisés se sentiront contraints, par mesures de salut public, d'inscrire au budget spécial de la lutte antituberculeuse); ces sommes apparaîtront vraiment bien peu de chose, en regard des contributions que nous devrions savoir lever, pour, à côté des budgets de la Guerre et de la Marine, établir, enfin, **un budget de la Santé publique** ! Celui-ci aurait pour objet de sauvegarder, à l'intérieur, **l'intégrité des populations** comme, vers les frontières, les dépenses militaires répondent de **l'intégrité du territoire** (1).

Pareille pensée ne hantait-elle pas M. Raymond Poincaré, Président du Conseil, disant : « Il faudra, un jour, dans tous les États du monde, que le budget se partage entre les dépenses militaires et les dépenses sociales. »

Pareille nécessité, hier encore, était proclamée par le Président de notre Alliance d'Hygiène sociale, M. Léon Bourgeois, alors que, faisant allusion à **toutes** les dépenses nécessaires pour la Défense de la Patrie, il jugeait « indispensables aussi les dépenses de santé publique, par « lesquelles seront assurés la garantie, la vigueur, la force et le développement ultérieur de la race » (2).

Ces contributions, levées au compte de la Santé publique, devront être énormes, si elles veulent seulement contrebalancer les sommes colossales dévorées par la morbidité et la mortalité tuberculeuses des nations civilisées.

Si les Économistes se mettent un jour à supputer ce que, par exemple, chez nous, coûtent à la communauté d'une part, la perte du capital-argent, représenté par les 100.000 prématurément disparus ; d'autre part, le non rapport du capital immobilisé par nos 750.000 malades ; encore les frais de maladie, d'opérations, de médicaments, supportés par les familles, les Communes, l'Assistance publique et privée, par les Ministères de la Guerre, de la Marine et des Colonies ; nul doute que

(1) L. LANDOUZY. La Tuberculose, Maladie sociale, *Conférence de 1903, page 14.*
(2) LÉON BOURGEOIS. L'Assurance contre l'Invalidité et la Défense nationale à l'Intérieur, in *l'Aide sociale*, n° 30, page 610, novembre 1909.

les Economistes, totalisant pareilles dépenses, n'arrivent à nous donner un compte de la tuberculose montant, chaque année, à près de deux milliards !

Au dernier Congrès international de Washington (1908), le Professeur Charles Richmond Henderson évaluait, devant nous, la perte résultant de la tuberculose dans la ville de New-York seule, à 23 millions de dollars — plus de 115 millions de francs — par an ; et aux Etats-Unis, à beaucoup plus de 320 millions de dollars ou 700 millions de francs! Il ajoutait : « Et pourtant, disait-il, New-York ne dépense qu'un demi-million de dollars environ pour traiter et prévenir la tuberculose ! Toutes les méthodes actuelles pour empêcher cette perte aux Etats-Unis sont entièrement insuffisantes. Le danger est national, le fardeau devrait aussi être national ! »

Le jour est prochain où chaque pays se persuadera que toute dépense inscrite au budget de la Santé publique devient une économie. Combien l'ont compris les cités de Londres, de New-York, de Boston !

La capitale de l'Angleterre ne paie-t-elle pas la santé de sa population enfantine et adolescente des sommes que lui coûte l'entretien de ses cités-jardins, de ses promenades : Hyde-Park, Regent-Park, Victoria-Park, que les Anglais appellent les poumons de Londres ? Ne savons-nous pas que New-York a dépensé 26 millions pour planter de jardins les énormes trouées faites à travers la vieille cité : 8 millions pour Mulberry-Park ; 12 millions pour Seward-Park ? La ville de Boston, changeant l'or en air pur, n'a-t-elle pas employé plus de 160 millions à l'achat de milliers d'hectares de parcs et d'un millier d'hectares aménagés en terrains de jeux, pour ses enfants (1) ?

Toutes ces dépenses qu'on pourrait croire somptuaires sont, au premier chef, économiques parce que sanitaires; à y bien regarder, elles se soldent au profit de l'Hygiène et de la Prévoyance sociales.

C'est cet exemple donné, depuis quinze ans déjà, par l'Angleterre, qui faisait que le Congrès international de la Tuberculose de Paris (1905) votait : « l'orientation de l'Assistance publique et privée vers **plus de Prévention et d'Hygiène**, contrairement aux errements qui les font s'attarder à soigner les maladies, alors que certaines d'entre elles auraient pu être évitées. »

Dans cette voie entre hardiment l'Administration générale de l'Assistance publique de Paris, par les prêts qu'elle a déjà consentis à des Sociétés d'habitations à Bon Marché. Mettant aujourd'hui 15 millions de sa fortune au service des Habitations à Bon Marché, l'Assistance publique de Paris fait de l'Hygiène et de la Prévention au compte de gens qui lui devront de ne pas connaître le taudis (2).

---

(1) L. Landouzy. Cent ans de Phtisiologie (*Lecture faite au deuxième Congrès international de la tuberculose, tenu à Washington*, septembre-octobre 1908).

(2) G. Mesureur, L'Habitation et la Santé publique à Paris.

Communication faite à l'Académie de médecine (janvier 1912): in *la Revue philanthropique*, février 1912.

D'une façon indirecte, l'Administration générale de l'Assistance publique travaille pour elle-même autant que pour la population parisienne.

Par plus d'Hygiène apportée dans les logements ouvriers ; par plus de prévoyance introduite dans les familles, l'Assistance publique se prépare moins de malades à guérir, moins de tuberculeux à soigner, moins de phtisiques à hospitaliser, moins d'invalides à assister.

D'autant que la France, comme beaucoup d'autres pays du reste, attend encore la création de Caisses d'Assurance contre l'Invalidité (1), depuis longtemps réalisées en Allemagne.

Est-il vraiment nécessaire, en cette enceinte, de rappeler comment la Loi allemande ayant fait aux travailleurs l'obligation de s'assurer contre la maladie et l'invalidité, l'application de cette Loi révéla que la principale cause d'invalidité était la tuberculose ? Ai-je à rappeler, en pareil milieu de gens initiés, que cette constatation amena les Caisses d'assurance à étudier la manière de remettre en **validité économique** le plus grand nombre de leurs assurés, d'où, par les Caisses d'Assurance, la création des Sanatoriums, qui permirent, dès 1899, de réaliser un bénéfice de 1 million de marks ?

C'est après pareils résultats, que, sous la direction d'un Comité central patronné par l'Impératrice et le Chancelier de l'Empire, à titre *économique*, s'élevaient plus de 60 Sanatoriums (2) auxquels l'Allemagne croit devoir rapporter, au moins en partie, la diminution incontestable de sa mortalité par tuberculose.

On sait également, que ce sont les services rendus par le Sanatorium aux assurés qui incitèrent l'Allemagne à utiliser, en temps de paix, pour la lutte antituberculeuse, les forces et les ressources de sa Croix-Rouge préparées pour la guerre.

Je rappelle que la première campagne antituberculeuse, pour laquelle se mobilisa la Croix-Rouge allemande, date de 1896, époque à laquelle, sous le patronage de l'Impératrice-Reine, s'installait, en pleins bois de sapins, à deux heures de Berlin, le Sanatorium de Grabowsee, dans les baraques d'ambulance de l'armée, apportées, montées et desservies par la Croix-Rouge.

Depuis cette époque déjà lointaine, la participation de la Croix-Rouge à la lutte antituberculeuse ne fit qu'augmenter.

La Croix-Rouge allemande, acquérant de ce chef, chaque jour, plus d'importance, vit décupler ses forces morales et ses subsides matériels.

(1) Voir. Fuster : Conférence sur les Retraites allemandes;
Léon Bourgeois : Discours, contre l'Invalidité et la Défense nationale à l'Intérieur : *Musée social, Paris, 9 novembre 1911.*
(2) Pareils Sanatoriums étaient, dans toute l'Allemagne, ouverts à titre « économique », contrairement à la manière française, puisque c'est à titre *thérapeutique, prophylactique* et *éducateur* que sont construits nos Sanatoriums d'adultes, comme nos Hospices marins d'enfants.

Voilà comme, dans l'Empire, le rôle de la Croix-Rouge apparaît dans la Lutte antituberculeuse chaque jour grandissant. C'est que l'Allemagne utilise en temps de paix, au compte de la santé publique, ses ressources de personnel et de matériel, manière de les tenir plus prêtes et plus mobilisables pour le temps de guerre !

C'est pareils exemples que, l'an dernier (1), j'incitais la *Société française de secours aux blessés militaires* à suivre, lui demandant d'apprendre à mobiliser personnel et matériel pour secourir bien d'autres blessés militaires que ceux de la guerre, **les blessés de la tuberculose**, la tuberculose étant, de toutes les pandémies, celle qui pèse le plus lourdement. sur les armées ! Pour en témoigner, il me suffisait de rappeler que, en France, de 1894 à 1902, soit en huit années, réformés ou morts, par tuberculose seulement, 36.000 jeunes soldats — c'est-à-dire tout un Corps d'armée — avaient disparu du contingent!

Par la création de Maisons de convalescence et de Colonies militaires à la campagne, nos Sociétés de secours aux blessés militaires retiendraient convalescents et réformés, le temps nécessaire pour les réconforter et **les éduquer.** Elles éviteraient ainsi que de nombreux tuberculeux, revenant sans conseils, sans avertissements, sans secours, directement de la caserne au village, dans l'espoir de guérir « à l'air natal », contaminent des familles jusque-là indemnes de phtisie (2) l

Ce vœu de secours à organiser, en temps de paix, pour « **les soldats, blessés de la tuberculose** », depuis longtemps déjà formulé, va, sur le Rapport du Dr BOULOUMIÉ, recevoir un commencement de réalisation, l'**Union des Femmes de France** ayant récemment décidé la création de **Colonies sanitaires agricoles, pour nos soldats réformés temporaires.**

Évoquant la grande mémoire de Nocard, je rappellerai combien, lors de l'avant-dernier Congrès de la Tuberculose de Paris (1898), dont, avec éclat, le professeur de l'École d'Alfort tint la Présidence ; je rappellerai, dis-je, combien nettement s'étaient dégagées deux idées : **l'unité étiologique; la complexité pathogénique** de la Bacillotuberculose.

Le sentiment très net que les meilleurs esprits, en France, prirent alors de l'enchevêtrement de **toutes** les causes d'éclosion et de diffusion de la tuberculose commença à quelque peu émouvoir le public. Ce sentiment fit, que, par décision du 22 novembre 1899, M. Waldeck Rousseau Président du Conseil, Ministre de l'Intérieur, nommait sous

---

(1) L. LANDOUZY, Prévention de la Tuberculose. Conférence faite le 28 mai 1911 à l'hôpital-École de la Société française de secours aux blessés militaires ; in *Bulletin de la Société française de secours aux blessés militaires*, juin 1911.

(2) L. LANDOUZY. Rapport sur les Épidémies en France et dans les Colonies, en 1900. *Bulletin de l'Académie de Médecine, nov. 1901.*

la Présidence de M. J, Siegfried, ancien ministre, une Commission chargée de « rechercher les moyens pratiques de combattre a propagation de la tuberculose ».

La Commission poursuivit toute une série d'enquêtes portant sur chacune des faces de la Tuberculose pour la première fois envisagée dans son ensemble. Ces enquêtes, d'intérêt considérable, se trouvèrent résumées dans un Rapport général du Professeur Paul Brouardel (1).

C'est peu de temps après, que M. Combes, Président du Conseil, créait au Ministère de l'Intérieur, une **Commission permanente de Préservation contre la tuberculose**. M. Léon Bourgeois, en dépit de maintes charges d'État, la préside assidûment.

La Commission travaille, avec continuité, à l'étude de toutes les questions intéressant la tuberculose de l'individu, de la famille et des collectivités. Ses Discussions, ses Enquêtes et ses Rapports, annuellement relatés dans un Recueil (2), ont inspiré plusieurs des Règlements d'administration, Décrets et Projets de Lois visant la Prévention de la tuberculose. Parmi ces Rapports, un des plus importants — séance du 10 décembre 1910 — fut celui de MM. Guinard et Paul Roux sur *la Tuberculose en France, et l'Organisation actuelle de nos moyens de Défense contre la Maladie Sociale*.

Du même sentiment de conjurer, d'urgence, le péril national, devait naître l'idée de grouper et de coordonner les efforts de tous genres qui s'offraient à lutter contre la tuberculose.

C'est ainsi que, chez nous, furent réunies, en une véritable Fédération sanitaire, les Œuvres, les Fondations et les Ligues antituberculeuses, antialcooliques ; les Ligues d'assistance ; les Œuvres maternelles ; les Ligues contre la mortalité infantile ; les Œuvres de puériculture ; les Œuvres de logements économiques ; les Coopératives alimentaires ; l'Œuvre des Sanatoriums populaires ; l'Œuvre des Hôpitaux marins ; l'Œuvre des Colonies de vacances, des Jardins ouvriers, etc., etc.

Cette superbe **Fédération sanitaire**, à laquelle, dans un but de solidarité sociale, devront apporter leur concours moral et matériel : les Associations syndicales, patronales et ouvrières ; les Mutualités et tous les groupements sociaux, s'est trouvée, en France, réalisée par l'**Alliance d'Hygiène sociale**, fondée sous l'égide de l'ancien Président de la République Casimir Périer, à qui succéda M. Léon Bourgeois.

Cette Œuvre est de première importance, sa propagande est considérable. En plus de ses réunions régulières de Paris, elle tient, chaque année, une session dans l'une de nos provinces. Elle y porte la bonne

(1) Volume réunissant les travaux de la Commission de la Tuberculose chargée « d'étudier les moyens pratiques de combattre la Propagation de la Tuberculose ». *Masson et Cie, éditeurs*, Paris, 1900.

(2) Recueil des Travaux de la Commission permanente de Préservation contre la Tuberculose : *Ministère de l'Intérieur, Direction de l'Assistance et de l'Hygiène publiques* ; trois volumes parus.

parole préparant l'esprit public à comprendre les questions d'Hygiène, à s'intéresser aux luttes contre la Tuberculose, contre l'Alcoolisme, contre le Logement insalubre, contre la Dépopulation des campagnes, contre la mortalité infantile, etc.

Notre **Association centrale française contre la Tuberculose** (président fondateur: le professeur P. Brouardel) se rangeait, une des premières, sous le drapeau de l'Alliance d'Hygiène sociale.

L'*Association centrale française contre la tuberculose* prête appui scientifique, moral et matériel, aux Œuvres, Ligues, Institutions d'Initiative privée ou d'État, qui : par *la Protection des menacés* ; par l'*Assistance* aux malades ; par l'*Hospitalisation* des tuberculeux ; *par l'Éducation du public orienté dans le sens de la Préservation contre la tuberculose*, travaillent, en voies parallèles, et par des procédés multiples et divers, à une tâche commune : la lutte antituberculeuse.

Plus de cinquante Œuvres nationales, agrégées à notre Association Centrale, prouvent qu'y sont affiliées **toutes les modalités de lutte imaginables** ; depuis les Lignes de propagande ; les Dispensaires, les Préventoriums ; les Aériums ; la Ligue du Coin de Terre et du Foyer ; les Sanatoriums terriens d'adultes (1); les Sanatoriums marins d'enfants (2); les Colonies de vacances ; les Jardins ouvriers (ceux-ci développés chez nous, au point que 6.453 jardins, répartis entre 96 villes, procurent à tout un monde d'adultes et d'enfants la joie de vivre au milieu de parterres de fleurs et de légumes, que nos ouvriers cultivent sur une superficie de 269 hectares); jusqu'aux Œuvres du professeur Grancher : l'Œuvre de Préservation de l'enfance ; l'Œuvre de Préservation Scolaire contre la tuberculose, etc., etc., etc.

Pendant, qu'en chacun des pays civilisés des deux Mondes s'organisaient, se centralisaient en **Association nationale**, les Œuvres et les Ligues antituberculeuses, l'idée — lors du Congrès de la Tuberculose de Naples (1900) dont, tous, nous avons gardé souvenir profitable — était venue à l'illustre phtisiologue de Vienne, professeur von Schrötter, de créer un centre d'études contre la maladie mondiale ; cela, « pour rapprocher les nations en une lutte efficace contre la tuberculose, leur ennemi commun ; en vue de l'attaque, avec des forces coalisées, du plus grand fléau des peuples ».

De l'idée, suivie tant à Paris, au Congrès général de Médecine de 1900,

____

(1) L. LANDOUZY et SERSIRON, Carte, en couleurs, de l'Armement antituberculeux français : 1re édition, 1902; 2e édition, 1905.

Carte, en couleurs, des Colonies de vacances ; 206 colonies pour 23.316 enfants; 1905.

Carte, en couleurs, des Jardins ouvriers ; 1905.

(2) L. LANDOUZY, La Défense contre la Tuberculose. Armes préventives : l'Assistance marine; les Colonies de vacances, in *la Presse Médicale*, octobre 1901.

qu'au Congrès britannique antituberculeux de Londres, sortait l'**Association internationale contre la Tuberculose** qui, vous vous en souvenez, Messieurs, nous réunissait à Berlin (octobre 1902) en une première Conférence internationale « dans le but de lutter contre la tuberculose :

« en faisant tout ce qui résulte d'une coopération entre les diverses nations, plutôt que de l'action de l'une d'elles seule ;

« en faisant, notamment, des études de législation comparée relatives aux Lois et Règlements sur la tuberculose, et à tous les problèmes d'Hygiène sociale qui s'y rattachent ;

« en établissant une statistique internationale ; des enquêtes sur la propagation de la tuberculose, selon les pays et les races ;

« en faisant, sous le couvert d'une Revue (1), connaître toutes les questions concernant la tuberculose des divers pays, etc. »

Je rappelle que la gestion de l'**Association internationale** contre la tuberculose était assurée par un Comité administrateur, sous la Présidence du professeur Althoff, et le Secrétariat général du professeur Pannwitz.

La haute Présidence de l'Association internationale, attribuée à la France, était remise aux mains du professeur Paul Brouardel, à qui, par un vote unanime, devait succéder M. Léon Bourgeois, dont l'inlassable activité se serait montrée, hier, aux séances du château Saint-Ange (comme elle s'est déployée à Stockholm, en 1909; à Bruxelles, en 1910), si notre Président n'avait été, au Ministère du Travail et de la Prévoyance sociale, précisément retenu par la discussion, au Parlement de la Loi nouvelle sur les Habitations à Bon Marché.

Peut-être n'apparaîtra-t-il qu'aux esprits superficiels inutile de rappeler, ici, au lendemain même de la dixième Conférence internationale, au seuil des solennelles Assises antituberculeuses de Rome, combien les Conférences de Berlin, de Paris, de Copenhague, de la Haye, de Vienne, de Philadelphie, de Stockholm et de Bruxelles; combien les Congrès de Paris, de Naples et le Congrès international de Washington, auront servi la cause de la **Thérapeutique sociale de la Tuberculose**.

Jamais mieux qu'aujourd'hui, pour l'organisation scientifique de la Défense contre la maladie mondiale, n'aura été comprise l'utilité de nos **Conférences internationales** et de nos **Congrès internationaux**. En effet, Messieurs, les vœux, que, depuis treize ans déjà, nous formulons lors de nos Sessions internationales, et que nos Congrès appuient d'un exposé des motifs, chaque fois plus averti, sont d'importance telle qu'il suffira, presque, de les grouper et de les réunir, demain, pour les voir former les éléments d'un **Code de Défense antituberculeuse**.

(1) *Tuberculosis*, Bulletin mensuel, paraissant à Berlin, en français, en anglais et en allemand.

Ce Code, en usage chez diverses nations (particulièrement en Suède, en Danemark), tous les peuples devraient mettre leur point d'honneur, comme leur salut, à le posséder.

Ce **Code antituberculeux**, Messieurs, que réclament les pays civilisés, particulariste et national d'abord, pour s'adapter, dans le détail de ses applications, au génie, aux mœurs, aux législations et aux besoins de chacun ; ce Code de santé — nouveau Droit des Gens — nos neveux le connaîtront international, la Prophylaxie des Maladies évitables représentant l'un de ces intérêts *humains* contre lesquels les frontières ne sauraient former de cloisons étanches. Ne faut-il pas que l'Hygiène, tout comme font les pandémies, pénètre les Nations ?

C'est à la formation de pareils concepts, à la diffusion de pareilles idées; c'est à la connaissance, à l'étude et à la comparaison de tous les moyens de Prophylaxie, d'Assistance et de Cure antiphtisiques, que nous venons travailler à Rome, comme nous travaillâmes à Washington, à Paris, à Berlin.

Les énormes efforts, faits en commun, dans le vieux comme dans le nouveau Monde, pour éteindre la tuberculose, le mal social de notre époque, ne peuvent manquer d'aboutir.

Une fois de plus, votre Congrès proclamera combien, au temps présent, s'élargissent les bases de la lutte antituberculeuse ; comment, celle-ci débordant le terrain médical, les intérêts sociaux et internationaux prenant grande place dans nos Congrès, la question de la Tuberculose se présente sous des aspects singulièrement agrandis que ne pouvaient soupçonner nos pères !

Aujourd'hui encore, Messieurs, l'un des meilleurs résultats de nos travaux sera de faire comprendre aux gens non initiés, comment et pourquoi nous n'aurions jamais pu aboutir sans les Associations nationales et internationales contre la Tuberculose. L'influence éducative exercée sur tous les esprits, par nos réunions, expliquera, j'imagine, aux indifférents, aux inertes et aux sceptiques, la nécessité, le but et les résultats de nos Congrès !

Ce sont des Assises Scientifiques où, touchant les questions de Salut Public, s'ouvrent des discussions ; s'entendent des Rapports ; s'émettent des motions ; se rendent jugements et sentences que, parmi les peuples, parmi les gouvernements, parmi les hommes d'État, parmi les édilités, parmi les collectivités, les mutualités, comme parmi les individus, nul n'a le droit d'ignorer.

Notre Congrès Romain, tout comme ses aînés, n'a-t-il pas pour objet de résoudre certains problèmes ; d'en étudier d'autres, par la collaboration des savants venus, des quatre points de l'horizon ; d'apporter espérances et traitements aux phtisiques ?

Les solennelles Assises antituberculeuses tenus au pays des Fracastor, des Morgagni, des Guido Baccelli, ne serviront-elles pas, elles aussi : à instruire les médecins ; à informer les économistes ; à renseigner les philanthropes et les législateurs ; à éclairer les Gouvernements et armer les Pouvoirs publics ?

Une fois encore, Messieurs, vous aurez sollicité les initiatives, les Œuvres et les Ligues pour que, par la lutte mondiale engagée contre la Tuberculose, il y ait, désormais, parmi tous les peuples, plus de soulagement dans la souffrance, et plus de justice dans la santé.

Le château Saint-Ange, si lourd de tout un passé glorieux et tragique ; les murs du Môle d'Adrien, les Chambres de Clément VII, vous devront, Messieurs, de leur avoir fait entendre des paroles inaccoutumées ! N'y aurez-vous pas prêché la nouvelle Croisade, **la Croisade antituberculeuse**, encourageant les savants dans la recherche de la vérité ; appelant à l'action les gens de bonne volonté ; évoquant dans tous les esprits, telle une pensée de Marc-Aurèle, telle une maxime de B. Franklin, la parole de Pasteur :

« En fait de vérités à répandre, de douleurs à soulager, de misères à éteindre, le devoir ne cesse que là où le pouvoir manque. »

16204-12. — CORBEIL. Imprimerie CRÉTÉ.

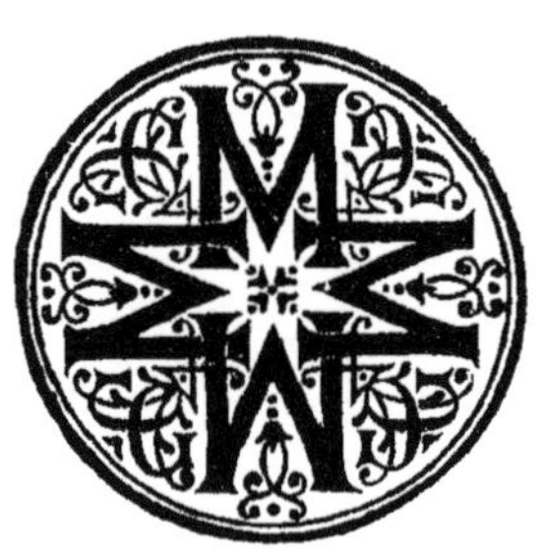

www.ingramcontent.com/pod-product-compliance
Ingram Content Group UK Ltd.
Pitfield, Milton Keynes, MK11 3LW, UK
UKHW021123140726
13695UKWH00004B/1674